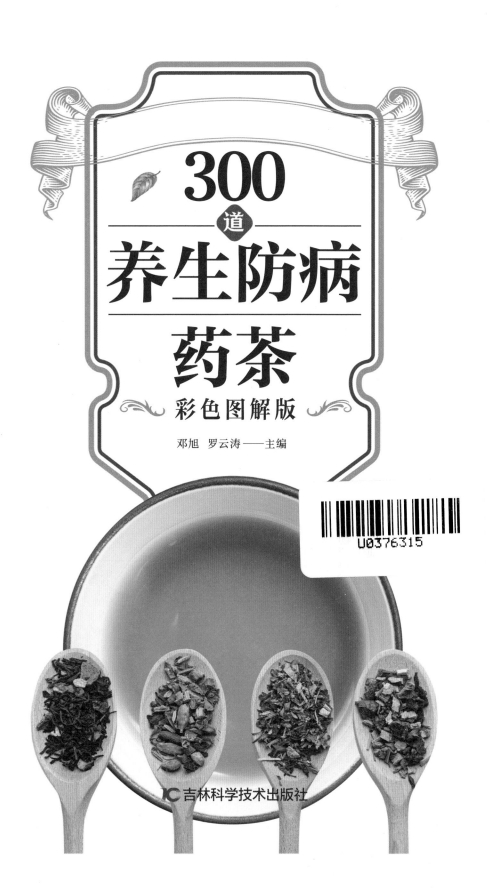

300

道

养生防病

药茶

彩色图解版

邓旭　罗云涛——主编

U0376315

吉林科学技术出版社

图书在版编目（CIP）数据

300道养生防病药茶：彩色图解版 / 邓旭，罗云涛
主编 . -- 长春：吉林科学技术出版社，2025. 1.
ISBN 978-7-5744-1803-5

Ⅰ. R247.1

中国国家版本馆 CIP 数据核字第 2024LC9297 号

300道养生防病药茶 彩色图解版

300 DAO YANGSHENG FANGBING YAOCHA CAISE TUJIE BAN

主　　编　邓　旭　罗云涛
出 版 人　宛　霞
策划编辑　朱　萌　丁　硕
责任编辑　井兴盼
助理编辑　刘凌含
封面设计　深圳市弘艺文化运营有限公司
制　　版　深圳市弘艺文化运营有限公司
幅面尺寸　170 mm × 240 mm
开　　本　16
字　　数　200千字
印　　张　14
页　　数　224
版　　次　2025年1月第1版
印　　次　2025年1月第1次印刷

出　　版　吉林科学技术出版社
发　　行　吉林科学技术出版社
地　　址　长春市净月区福祉大路5788号出版大厦A座
邮　　编　130118
发行部电话/传真　0431-81629529　81629530　81629531
　　　　　　　　　81629532　81629533　81629534
储运部电话　0431-86059116
编辑部电话　0431-81629518
印　　刷　吉林省创美堂印刷有限公司

书　　号　ISBN 978-7-5744-1803-5
定　　价　59.90元

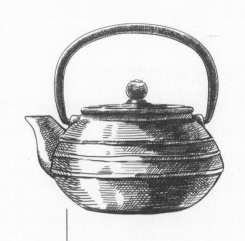
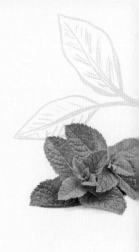

在中国古代，中药材被广泛应用于医疗保健领域。药茶养生源远流长，几千年来，古人在长期的实践探索中逐步总结出各种中药材的功效，并根据不同的需求进行搭配，形成了丰富多样的药茶文化。药茶的发展与中医药文化的发展息息相关，它既反映了古人对中药材的清晰认识和合理运用，也体现了人们对健康养生的重视和追求。

药茶不仅是一种药物形式，也是中国传统文化的重要组成部分之一。药茶文化包括了中药材的采集、煎煮方法、饮用礼仪等方面，代代相传，使饮用药茶成为人们保健养生的重要方式之一。中国药茶的历史悠久，承载着丰富的传统医药文化和智慧。

在当今社会，药茶作为一种天然的保健饮品，取材方便、制作简单、疗效确切，因此越来越受到人们的青睐。随着现代科学技术的发展，人们对药茶的研究也更加深入。现代药茶不仅延续了传统药茶的制作方法和理念，同时还结合了现代科学研究

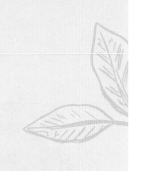

成果，有了更多新型药茶产品。

药茶是一种结合了中药材和茶叶的饮品，以中药材为主、茶叶为辅，其中中药材可以是单一的，也可以是多种组合的。中药材的种类有很多，如清热解毒的菊花、清肺止咳的金银花等。在泡制药茶的过程中，会用到一些茶叶来调味，如龙井、铁观音、普洱等。药茶通常根据个人体质、需求和症状选择不同的中药材再选取相应的茶叶搭配制成，具有养生保健和预防疾病等功效。

本书详细阐述了药茶的制作、服用方法和饮用药茶的作用等，并详解其功效主治及食用禁忌。书中介绍了四季养生保健药茶、各种养生功能茶饮、各种疾病对症茶饮。

虽然饮用药茶是一种传统的养生保健疗法，但需要注意的是，药茶并非万能，严重的疾病还是需要去正规医院治疗。此外，也并非所有人都适合饮用药茶，尤其是孕妇、儿童和患有特定疾病的人。因此在饮用药茶之前，有必要咨询医生的建议，避免不当使用导致不良反应或药物相互作用。本书提供的药茶仅供参考，读者在选用前应遵循医嘱，结合自身实际情况来做选择。

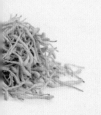

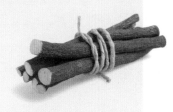

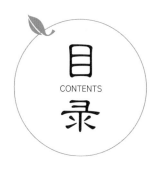

目 录
CONTENTS

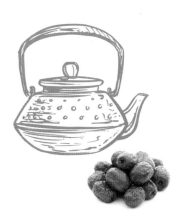

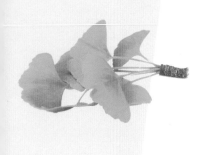

第三章

52道功能养生茶饮，提高免疫力

第四章

药茶防病，提高自愈力

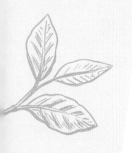

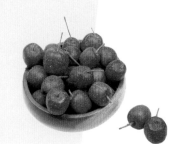

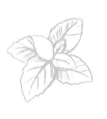

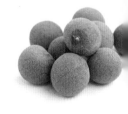

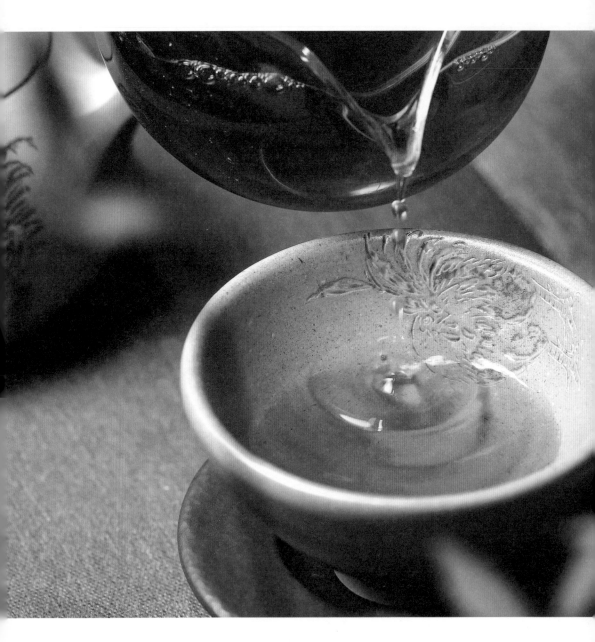

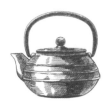

　　药茶又称膏茶，是一种将中药材泡水或煮水后饮用的茶，具有独特的疗效，以药物为主、茶叶为辅，在品茶的同时，也能养生防病。饮药茶是一种传统的中医养生方法，具有强身保健、缓解症状、舒缓心情等益处。

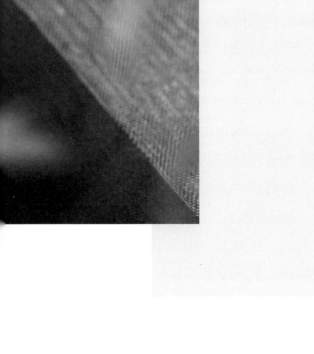

第一章

药茶——

茶药相配，茶为药用

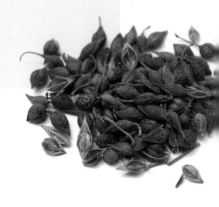

了解药茶

药茶的发展

药茶源自我国古代，历史悠久，药茶文化也是传统文化的重要组成部分。人类自古以来就有饮茶的习惯，而药茶则是在茶叶的基础上，加入各种中药材，以达到保健、治疗疾病的目的。

在古代，人们就已认识到茶的药用价值，并将其应用于临床治疗，历代医药学的著作中都有关于茶的记载，如东汉时期的张仲景在《伤寒杂病论》中记载用茶治疗下痢脓血；南朝时期的陶弘景认为苦茶能轻身换骨，并提出天冬等药物也可代茶饮用。这些都表明，古人已经开始深入研究茶的药用价值，并尝试将其应用于临床治疗。

世界上第一部茶书《茶经》由唐代陆羽所著，书中系统论述了茶的起源、种类、烹制方法等，使得茶文化得到进一步传播。这不仅是中国茶文化的重要里程碑，也是世界茶文化的重要组成部分。

到了宋代，药茶进一步发展，已经成为一种常见的饮品，被广泛应用于民间。这一时期，朝廷开始组织学者和医师共同研究，撰写了大型医学著作《太平圣惠方》，其中包括了许多关于茶疗法的内容。

元代太医忽思慧的《饮膳正要》中也记载了多种药茶的制作方法、功效等，为后人对药茶的研究和应用提供了宝贵的资料。

明代，由朱橚、滕硕、刘醇等人编撰的《普济方》一书中专设了"药茶"篇，详细记载了8种具有保健养生作用的药茶方，并阐述了适应证和饮用方法。这标志着药茶的发展趋于成熟，也是中医辨证论治的初步体现。

清代，药茶的发展进入了一个相对稳定的阶段，其应用和研究更为深入。在《慈禧光绪医方选议》一书中，药茶已经成为宫廷医学的重要组成部分，被广泛应用于皇室成员的日常保健和疾病治疗中。药茶的制作和饮用方法得到了进一步的规范和完善，同时其种类和配方也得到了进一步的丰富。

药茶的发展历程是一个不断演变和完善的过程：在古代，药茶在宫廷、民间和寺庙中被广泛地应用；在现代，药茶的保健功效得到了广泛的认可，如降低患癌症、糖尿病和阿尔茨海默病的风险，延长注意力集中时间，加速新陈代谢等。

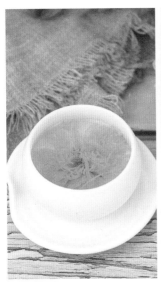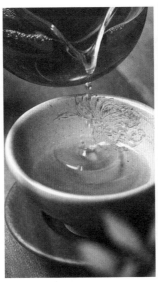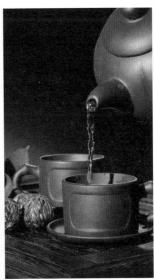

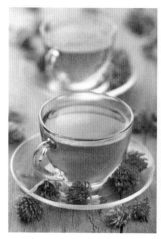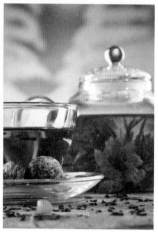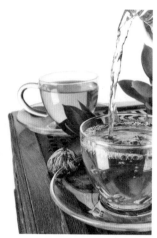

　　药茶起初被用于治疗疾病和保健身体，随着时间的推移，其制作和应用方式不断更新和改进，并在传统节庆活动、品牌建设和旅游推广中得到发展。药茶不仅仅被视为一种健康饮品，更承载着丰富的文化内涵，是文化传承与交流的重要载体。

茶药相配，茶为药用

　　茶之所以被称为第一健康饮品，与茶叶中含有丰富的营养成分是分不开的。据现代医学研究与检测，茶叶含有300多种化学成分，其中包括蛋白质、脂肪、糖类、无机盐和各种维生素等，是人体所必需的成分。此外，茶叶中还含有多种有效成分，如茶多酚、咖啡碱、脂多糖等。因此，茶叶可以作药用，将中药材与茶叶联合使用，能够发挥更好的药效和达到调理身体的目的。

具有兴奋中枢神经的作用

　　茶叶中含有咖啡碱和芳香物质，这些物质是中枢神经系统的"兴奋剂"，能够刺激中枢神经系统，特别是大脑皮质，从而提高大脑的兴奋性，改善思维活动，提高对外界刺激的感受性，使精神兴奋、思想活跃，消除疲劳，有益于工作和学习。

据研究，喝茶和喝咖啡虽然都可以提神，但过量饮用咖啡会导致动脉硬化，而喝茶却能抑制动脉硬化。这是因为茶叶中含有较多的茶多酚和维生素C，这些物质能够抑制动脉硬化的发生。

具有增强人体免疫功能的作用

茶多酚是茶叶中最重要的活性成分之一，具有很强的抗氧化性能。它能够清除体内的自由基，减少氧化应激对细胞的损伤，从而保护免疫细胞的完整性及功能。同时，茶多酚还能够提高人体内的白细胞和淋巴细胞的数量、活性，也能促进脾脏细胞中白细胞介素的形成，进而增强人体的免疫功能。

此外，茶叶中还含有茶氨酸，这是茶叶特有的一种氨基酸，它能够调动人体的免疫细胞抵御细菌、真菌和病毒等病原体的入侵，提高人体抵御感染的能力。茶多糖也具有明显的增强双向免疫作用，可以增强机体的细胞免疫功能，特别是在改善老年人机体免疫力下降方面具有显著效果。

具有抗病毒的作用

研究表明，茶浸出液对脊髓灰质炎病毒、柯萨奇病毒都具有抑制作用，主要是因为茶叶中含有茶多酚类化合物和咖啡碱等有效成分。坚持使用茶水漱口，可以缓解口臭，因为茶叶中的茶多酚能有效清除口腔中的异味，让呼出的气息变得清新。

具有利尿降血压的作用

茶叶中的咖啡碱和茶碱可以有效地抑制肾小管的重吸收，从而提高肾的排泄功能，帮助人体排出体内多余的水分和盐分，产生利尿的效果，对于缓解水肿、肾结石等有一定的帮助。咖啡碱还能刺激中枢神经系统，提高身体的代谢率，从而进一步促进尿液的生成和排出。

此外，茶叶还有一定的降血压作用，这是因为茶叶中的茶多酚能够减少氧化应激对血管壁的损伤，有助于保持血管的弹性和通畅性；儿茶素等成分能够刺激血管舒张因子的释放，使血管壁松弛，降低血管阻力，减轻心脏的后负荷，从而达到降低血压的目的。因此，对于高血压患者来说，经常饮用茶叶可以帮助身体降低血压，缓解病情。

具有明目的作用

茶叶中含有大量人体所必需的营养成分，尤其对眼部健康的维护有着直接的作用。如维生素A、维生素B_1、维生素B_2、维生素C等。

维生素A是眼底视网膜的重要营养物质，能够滋润并保护眼睛，抵抗光线对眼睛的伤害。缺乏维生素A，就会出现营养不良，从而引起视力障碍，如夜盲症等。维生素B_1是维持神经功能的营养物质，缺乏维生素B_1，就会导致视物模糊，眼部出现疲劳、干涩等症状。维生素B_2在代谢过程中，对眼部上皮细胞组织起营养作用，能够促进眼部细胞的新陈代谢。维生素C是眼内晶体的必需营养物质，也是保护视力健康的重要物质。

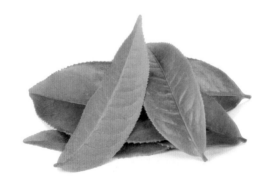

药茶的制作、服用方法及储存要求

药茶的制作方法

　　药茶是按照一定比例和制作工艺制成的茶汤或固体形态的药剂。根据制作方法不同，药茶又可分为茶块、袋装茶、泡煎茶三种剂型。

茶块

　　茶块剂型是药茶剂型中的一种，顾名思义，其外观呈现为块状。根据制作工艺和配方的不同，茶块又可分为不含糖茶块和含糖茶块两种。含糖茶块与不含糖茶块制作方法相同，区别在于制作面粉糊黏合剂时是否加入糖料。

　　例如午时茶就是一种典型的不含糖茶块，其制作方法是将茶叶与中药材分别粉碎成粗末，将温开水均匀喷洒在茶叶末上，使茶叶末松软，再将药末与潮湿的茶叶末充分混匀。另取面粉250克，加入适量热水制成稠糊，待冷却后与混匀的药茶末混合后填入模具中，晾至半干，脱模，在50~60℃的温度下干燥，包装后即得。

　　使用茶块时，只需将茶块掰碎或磨成粉末，然后用沸水冲泡饮用。茶块具有携带方便、保存时间长等优点，适合长途旅行或长时间保存。

袋装茶

袋装茶是将茶叶粗末、中药材粗末和匀，装入特制的滤纸袋或纱布袋中制成的茶剂。如三桠苦袋装茶，其制作方法是将广藿香和茶叶分别粉碎成粗末，将三桠苦、绵茵陈加水煎煮，提取药汁。将药汁均匀喷洒在广藿香粗末与茶叶粗末上，让其在 50~60℃的温度下干燥，装入特制的滤纸袋中即可。

使用袋装茶时，只需将茶袋放入杯中，沸水冲泡即可。其因冲泡简便、清洁卫生而广受欢迎，尤其适合在办公室、家庭等场所中日常饮用。

泡煎茶

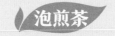

泡煎茶是将中药材与茶叶按照一定比例混合后，直接以沸水冲泡或煎煮而成的茶汤。例如，川芎茶，将川芎、茶叶等物混合均匀后放入杯（锅）中，冲泡（煎煮）10~15分钟，即可饮用。

泡煎茶的制作过程相对简单，但需要注意药物与茶叶的配伍比例和冲泡时间。适用于家庭自制或专业茶馆等场合。

茶剂生产规定

①中药材应粉碎成粗末或切成片、块、段、丝状，混合均匀，凡喷洒中药材提取液的应喷洒均匀。中药材粗末在加入适宜的黏合剂或蔗糖等辅料时，要注意混合均匀。

②一般应在温度80℃以下时进行干燥，含挥发性成分较多的应在温度60℃以下时进行干燥，不宜加热干燥的应阴干或用其他适宜的方法进行干燥。

③茶叶和茶袋应符合饮用茶有关标准。

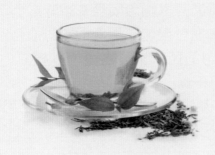

药茶的服用方法

服用方法

  如何正确服用药茶？在临床上，给患者开具药茶时需要根据具体情况来确定具体剂量、服用方法以及时间，如患者的年龄、性别、病情以及药物的种类等因素，还需要考虑患者的体质、饮食习惯、所处地区季节气候和地理条件等因素，这些因素会影响药茶的疗效和安全性。药茶的服用方法主要有以下几种：

冲服

  取适量的药茶放入杯中，用煮沸的清水冲泡，搅拌均匀，盖上盖，一般需要泡20～30分钟，滤出药液，即可服用。

煎服

  对于一些剂量较大的药茶方，可以使用砂锅煎药汁，一般需要加水煎2～3次，将每次煎取的药液合并后饮用。

含服

  对于治疗口腔及咽喉部位疾病的药茶，可以将药茶含在口中，再慢慢咽下。这种方法可以使药液直接作用于患处，提高治疗效果。

调服

  将药物研磨成粉末，加入适量的白开水或温开水进行搅拌，调成糊状后服用，或先将药物粉末倒入杯中，加入适量的温水，调成药液，搅拌均匀后服用。这种方法适于一些需要在胃肠道中缓慢释放药性的中药材。

服药的温度

按服药的温度，服用方法又可分为温度、冷服及热服。

温服

温服可以和胃益脾，缓解药物对胃肠道的刺激。一般的药茶均宜温服，特别是一些对胃肠道有刺激性的药物。温服不仅可以减轻胃肠道的不良反应，还可以起到一定的助消化作用。

热服

急病用的解毒药茶及寒证、真热假寒患者用的药茶适宜热服。热服能够温通经络，加速血液循环，同时促进药物的快速吸收和分布。

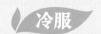

冷服

大多数药茶都适宜温服，但也有一些特殊情况需要冷服。如呕吐患者或中毒患者，由于他们的胃肠道蠕动异常，为了缓解症状，一般采用冷服的方式。热证用寒性药茶也应冷服。

服药时间

药茶的服药时间需要根据药物性质、病情以及人体的生理特点来确定。如早晨空腹时胃肠道的蠕动快，有利于药物的吸收；临睡前人体处于安静的状态，有利于安神类药茶发挥疗效等。

饭前服

解表药茶，如菊花茶、金银花茶等，这类药茶饭后服用可能会影响胃肠道对食物的消化和吸收，导致胃部不适，因此宜饭前服这类药茶具有清热解毒、解表散寒的功效，主要用于治疗感冒时出现的发热症状。

补益药茶，如人参茶、枸杞茶等，宜在饭前服，使之充分吸收。这类药茶主要用于治疗体虚、乏力，具有补气养血、滋阴润燥的功效。

驱虫药茶及其他治疗胃肠道疾病的药茶，如槟榔茶、大黄茶等，宜饭前服，能更好地发挥药效，迅速杀灭肠道内的虫体，提高杀虫率，还能促进胃肠道的蠕动和消化。主要用于治疗蛔虫病、便秘，具有驱虫、通便的功效。

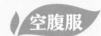 **饭后服**

对胃肠有刺激性的药茶，如山楂茶、乌梅茶等，应在饭后服，以减轻对胃肠道的刺激。这类药茶主要用于治疗消化不良，具有消食化积、健脾开胃的功效。

空腹服

泻下药茶，如番泻叶茶等，应空腹服，使之充分吸收、发挥药效。这类药茶主要用于改善便秘、腹胀，具有泻下通便、消积导滞的功效。

睡前服

安神药茶，如柏子仁茶、酸枣仁茶等，应在临睡前服，这样能够确保在入睡前药物的有效成分在血液中的浓度达到高峰，此时这些药物安神镇静的作用最强，有助于患者迅速进入睡眠状态。用于治疗失眠、多梦。

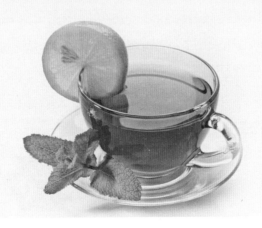

饮用药茶重点须知

中药与西药的最大区别在于，中药材是以自然植物、动物、矿物等为原料，经过加工炮制，提取出有效成分，来达到治疗疾病的目的。中药材讲究"道地药材"，强调其产地、生长环境、采摘季节等因素对质量的影响。

中药材的应用需要遵循一定的规范和原则，牢记中药材的使用禁忌，以确保安全有效。此外，中药的应用还需要根据患者的体质、病情、年龄、性别等因素进行综合考虑，以达到最佳的治疗效果。

配伍禁忌

配伍禁忌指的就是两种或多种药物相互配伍后会产生一些不良反应，或者是彼此减弱对方的药效，因而应该避免配合应用。

一般含茶叶较多的茶疗方与一些西药也是不能同时服用的。例如，苯巴比妥、异戊巴比妥。这类药物有中枢抑制的作用，而茶叶中的咖啡碱具有兴奋中枢神经的作用，同服会减弱药物的镇静、催眠效果，降低药物的疗效。

妊娠用药禁忌

在妊娠期间，为了胎儿的健康，孕妇需要避免使用一些药物，同样的，有些茶水也不能饮用。因为咖啡碱可以兴奋中枢神经，加快心率和呼吸频率，这些对孕妇和胎儿都有潜在的风险。同时，茶水中的鞣酸会影响孕妇对铁和钙的吸收，从而影响胎儿的发育。因此在妊娠期间，孕妇应该尽量避免饮用含茶类饮品，特别是浓茶。如果孕妇有特殊的健康问题需要使用药物或茶疗方，应该在医生的指导下进行，以确保安全和有效性。

病情禁忌

每一种药茶都有其特定的适用范围，应根据自己的病情需要和体质状况来选择适合自己的药茶，不要盲目跟风或随便听信一些没有科学依据的药茶信息，以免对身体造成伤害。尤其需要注意的是病情禁忌。例如，阳虚体质的患者应当避免使用寒凉性质的药茶，而阴血不足的患者则应当避免使用辛热性质的药茶。

饮食禁忌

在服用药茶调理身体时，有些食物是不宜吃的。在服用药茶的过程中，要尽可能地避免食用生冷、辛辣、油腻、腥臭和带刺激性的食物，这些食物可能会降低药茶的疗效，甚至可能产生不良反应。此外，根据病情不同而服用不同的药茶时，饮食禁忌也应有区别。如服用的是解表药茶，那么应该尽量避免食用生冷食品；如服用的是调理脾胃的药茶，则应避免食用生冷、油腻的食品；如果服用的是用于止咳平喘的药茶，应避免食用鱼虾之类的食品。

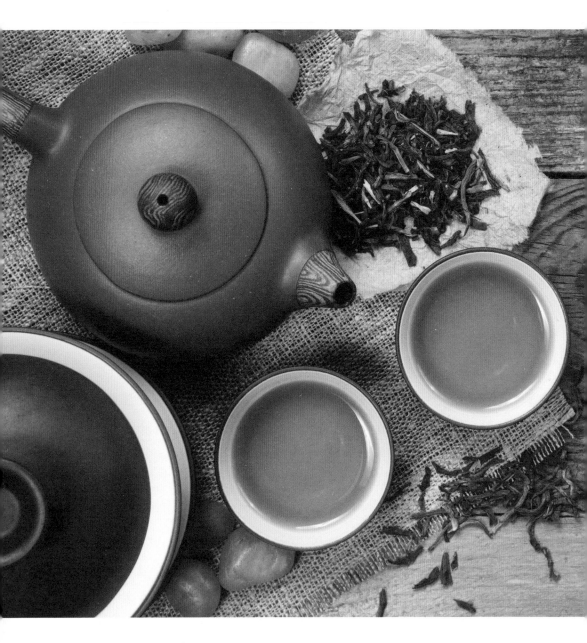

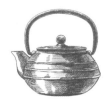

　　不同的季节需要选用不同的药茶，以更好地满足身体的需要。春季气候多变，以清热养肝、润肺健脾为主；夏季高温，以清热解毒、祛火消暑为主；秋季干燥，以养阴润燥、养气生津为主；冬季寒冷，以滋阴御寒、健脾益气为主。四季选对药茶，才能够提高身体的免疫力，预防疾病的发生。

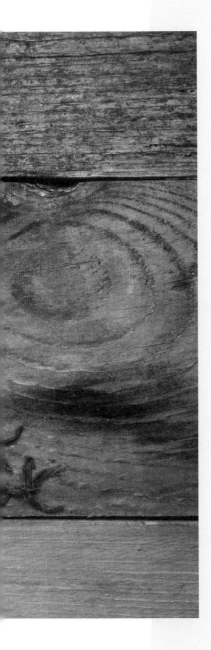

第二章

四季常喝养生茶，疾病通通能预防

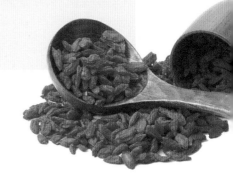

春要清热养肝、润肺健脾

春天气候多变，容易使人体出现内热，干燥的天气也会导致人体出现缺水、免疫力下降等问题，适当地饮用药茶可以起到调理身体、清热养肝、润肺健脾等作用，为身体提供必要的营养和水分，以帮助身体适应季节变化，有助于保持身体健康和平衡。

春季虽是赏花的季节，但也是过敏问题的高发期，特异体质的人可能会出现眼痒、打喷嚏、咳嗽、皮肤发痒等症状。春季也是上呼吸道感染和儿童常见病的高发季节，如流行性感冒、麻疹、水痘等呼吸道传染性疾病。药茶中含有多种营养成分和活性成分，可以帮助人体提高免疫力，有助于预防春季流感等疾病。

春季人们还容易出现消化系统问题，如腹泻等。可以选用治脾胃气弱、不思饮食的中药材，如白术等。

此外，在春季人们可以适当地选择一些药茶，以帮助滋补身体、改善睡眠、提高免疫力等，但也应避免过量饮用，以免对身体造成不良影响。

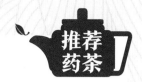

玫瑰花茶

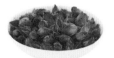

用　　料： 玫瑰花6克，陈皮3克。

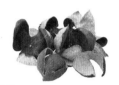

制作方法：

1.将玫瑰花、陈皮清洗干净，装入杯中。

2.开水冲泡，盖上杯盖，闷泡5分钟，即可饮用。

> **功效：清热解毒、理气解郁**

柴胡茶

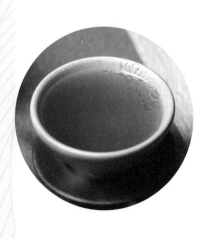

用　　料： 柴胡5～10克。

制作方法：

1.柴胡清洗干净，放入茶壶或者茶杯中。

2.加入200~300毫升开水，盖紧盖子。

3.闷泡15分钟，即可饮用。

> **功效：清热解毒、疏肝利胆**

西洋参桂圆茶

用　　料： 西洋参片8克，桂圆20克，酸枣仁10克，冰糖适量。

制作方法：

1.将以上用料（冰糖除外）清洗干净，置于砂锅中。

2.加入适量开水，盖上盖，小火煮15分钟。

3.加入冰糖，待冰糖溶化，搅拌均匀，即可饮用。

功效：滋阴润肺、补益肺阴

葛根茶

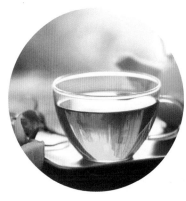

用　　料： 葛根20克，桑叶8克。

制作方法：

1.砂锅中放入适量的清水烧开。

2.加入清洗干净的葛根、桑叶。

3.盖上盖，大火烧开，转小火煮20分钟，搅拌均匀，滤入杯中，即可饮用。

功效：清热养肝、疏肝理气

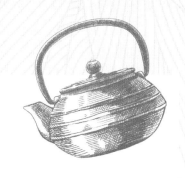

梅花茶

用　　料： 梅花5克，砂仁1克。

制作方法：

1.梅花、砂仁清水冲洗干净，放入杯中。

2.沸水冲泡，盖上盖，闷泡5～10分钟，即可饮用。

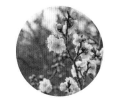

功效：滋阴润肺、补益肺阴

佛手茶

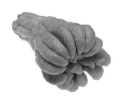

用　　料： 佛手、玫瑰花各3克。

制作方法：

1.佛手、玫瑰花清洗干净，放入杯中。

2.冲入适量的开水，盖上盖，闷泡5~10分钟，即可饮用。

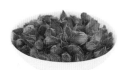

功效：行气解郁、和血散瘀

甘草茶

用　　料：甘草10克，冰糖20克。

制作方法：

1.砂锅中加入适量清水，烧开。

2.放入清洗干净的甘草，盖上盖，烧开，转小火煮20分钟。

3.加入冰糖，待冰糖溶化，即可饮用。

功效：补脾益气、清热解毒

杏仁饮

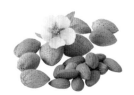

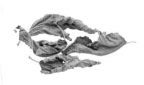

用　　料：杏仁10克，桑叶8克，冰糖适量。

制作方法：

1.砂锅中加入适量清水，烧开。

2.放入清洗干净的杏仁、桑叶，盖上盖，小火煮30分钟。

3.揭开盖子，加入冰糖，中火稍煮片刻至冰糖溶化，即可饮用。

功效：疏散风热、平抑肝阳

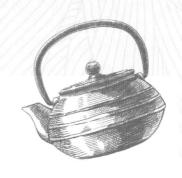

金钱草茶

用　　料： 金钱草、茵陈各5克。

制作方法：

1.砂锅中加入适量清水烧热，加入清洗干净的金钱草、茵陈。

2.盖上盖，烧开，大火煮15分钟。

3.开盖，搅拌均匀，滤出茶渣，即可饮用。

功效：祛湿解热、滋阴平肝

白术茶

用　　料： 枳实10克，白术15克。

制作方法：

1.枳实、白术清洗干净，放入砂锅中。

2.加入适量清水，盖上盖，煮开，转小火煮30分钟。

3.开盖，搅拌均匀，滤出茶渣，即可饮用。

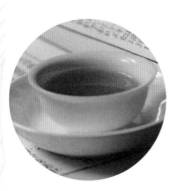

功效：健脾益胃、生发肝气

夏要清热解毒、祛火消暑

夏季是天气最为复杂的季节，其特征包括气温升高、降雨增加和湿度增大。夏季气温比其他季节更高，持续高温不仅影响到农业生产、水力发电、城市供水，还会对人们的身体健康造成威胁。此外，夏季降雨也会增加，我国部分地区会出现暴雨、高温、雷电、龙卷风、冰雹等天气现象。

夏季由于高温、高湿度以及强烈的阳光照射，人体容易出现多种问题。

最常见的问题是中暑，由于人体长时间暴露在高温环境下，身体无法有效散热，所以会出现体温调节失衡的现象。其初期表现为头晕、乏力、恶心、大汗、口渴、四肢无力等，严重时可能出现抽搐、昏迷的症状，甚至危及生命。其次是皮肤问题。裸露在外的皮肤长时间受到紫外线照射，会诱发炎症反应，导致日光性皮炎，出现局部发红、疼痛、肿胀等症状。此外，夏天天气热，人们喜食冷饮，如摄入过多则容易诱发胃肠疾病，出现腹痛、腹泻、腹胀等症状。

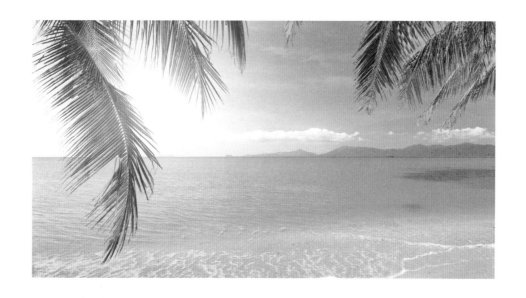

　　在夏季，人体会通过出汗来保持正常体温，特别是在高温天气时人体会流汗更多，因此适当地出汗是保持健康的一种方式。但是，如果流汗过多，不及时补充水分和电解质，就容易导致脱水和电解质失衡，甚至使肾脏功能受损。

　　因此，人们在夏季时需要注意保持适当的水分摄入，避免长时间暴露在高温下，注意防晒和个人卫生，保护好皮肤，避免因高温天气而引发健康问题，还可以适当地饮用一些药茶，来调理和预防一些疾病。

　　夏季喝药茶有很多好处，如清热解毒的夏枯草茶，可以帮助我们对抗夏季的暑热和不适感。但是，我们也要注意区分实火和虚火，根据时节、地区、个人体质选择适宜的药茶，避免盲目饮用导致身体不适。

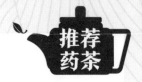
夏枯草茶

用　　料： 决明子15克，夏枯草、菊花各5克。

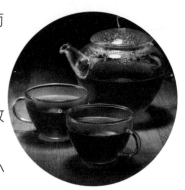

制作方法：

1.决明子、夏枯草、菊花清洗干净，放入砂锅中。

2.加入适量清水，盖上盖，烧开后转小火煮40分钟，即可饮用。

功效：清热解毒、消暑降温

蜂蜜大枣茶

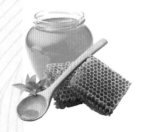

用　　料： 蜂蜜15克，大枣7枚，莲子心5克。

制作方法：

1.大枣清洗干净，切开去核，把枣肉切小块。

2.砂锅中加入适量清水，烧开。

3.放入枣肉块、莲子心，盖上盖，小火煮15分钟。

4.关火揭盖，待稍冷却，放入蜂蜜，即可饮用。

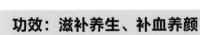

功效：滋补养生、补血养颜

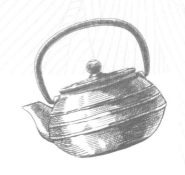

蜜枣灵芝茶

用　料： 蜜枣12枚，灵芝10克，甘草8克。

制作方法：

1.砂锅中加入清水，烧热。

2.倒入洗净的蜜枣、灵芝、甘草。

3.盖上盖，小火煮60分钟，即可饮用。

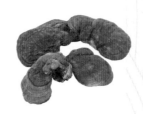

功效：滋补养生、调理气血

山楂银菊茶

用　料： 山楂、金银花、菊花各10克。

制作方法：

1.山楂、金银花、菊花清洗干净。

2.山楂捣碎，与金银花、菊花一同放入砂锅中。

3.加入适量清水，煎煮10分钟，关火，即可饮用。

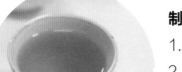

功效：清热解暑、消食化滞

薄荷茶

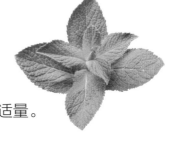

用　　料： 绿茶、薄荷各12克，蜂蜜适量。

制作方法：

1.绿茶、薄荷清洗干净，放入杯中。

2.加入适量开水，浸泡片刻。

3.可根据个人口味加入蜂蜜服用。

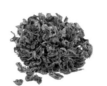

功效：清热利咽、润肺通便

杞菊茶

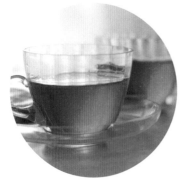

用　　料： 枸杞子12克，菊花、桑叶各6克，谷精草3克。

制作方法：

1.枸杞子、菊花、桑叶、谷精草分别清洗干净，放入杯中。

2.加入适量沸水冲泡，待凉，即可饮用。

功效：清肝明目、清热解毒

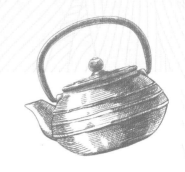

二子茶

用　　料： 枸杞子10克，五味子3克。

制作方法：

1.枸杞子、五味子清洗干净，放入杯中。

2.加入适量沸水冲泡。

3.盖盖闷泡10分钟，即可饮用。

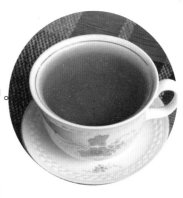

功效：滋阴清热、益肝明目

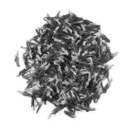

莲子心茶

用　　料： 莲子心、甘草各3克。

制作方法：

1.将以上用料清洗干净，放入保温杯中。

2.沸水冲泡，盖盖闷泡10～15分钟，即可饮用。

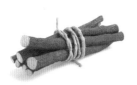

功效：滋阴润肺、补气益脾

山楂丹参茶

用　　料： 山楂20克，丹参15克，三七10克。

制作方法：

1.洗净的山楂去蒂去核，切小块。

2.砂锅中加入适量清水烧热，加入清洗干净的山楂、丹参、三七。

3.盖上盖，煮沸，转小火煮15分钟。

4.开盖，搅拌均匀，滤出茶渣，即可饮用。

功效：清心除烦、养血安神

山楂茯苓茶

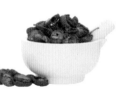

用　　料： 山楂15克，茯苓10克，薏苡仁20克，鸡内金6克，冰糖适量。

制作方法：

1.山楂洗净去蒂，对半切开去核，果肉切小块。

2.茯苓、薏苡仁、鸡内金与山楂块一同放入砂锅中。

3.加入适量清水，盖上盖，小火煮20分钟。

4.开盖，加入冰糖，搅拌均匀，即可饮用。

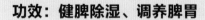

功效：健脾除湿、调养脾胃

秋要养阴润燥、养气生津

秋天，北方冷空气活动加强，气温下降较快，使得昼夜温差增大。白天时间缩短，日照时数日趋减少，夜晚时间延长，地表散发的热量增多，因此夜晚的降温比夏季更为明显。秋雨也是冷空气活动的结果，它使得气温越来越低，特别是在秋分时节，气温会逐渐下降。

由于身体不能很快地适应气温变化，人就容易导致受凉感冒，同时，气温低使得病毒传播更为活跃，因此，秋季被认为是感冒和流感的高发季节。

秋季空气干燥，容易导致人体阴液不足，使人出现口干、咽干、便秘等症状，这种情况被中医称为"秋燥"。干燥的空气和灰尘等物质还容易引起呼吸道黏膜干燥、喉咙疼痛、咳嗽等问题。患有哮喘、慢性支气管炎等呼吸道疾病的人群，更容易在此时感染其他呼吸道疾病。此外，天气干燥还会使皮肤失去水分，会出现瘙痒等症状，容易引发湿疹、荨麻疹等皮肤病，带状疱疹等病毒性疾病也容易在秋季复发。

秋季也是急性胃肠炎的高发季节，气温下降，人体免疫力降低，加上饮食不当，如食用生冷食物或未煮熟的食物，就容易导致胃肠道感染。由于昼夜温差大，寒冷空气刺激人体，人体会产生一系列生理变化，如甲状腺素、肾上腺皮质激素分泌增加，这对原本就有胃溃疡等胃病的患者极为不利。温差大使得血管遇冷收缩，血压升高，诱发心脑血管疾病，如脑梗死、脑出血等。特别是有高血压、糖尿病等慢性病的人群，更容易受到影响。

在秋季适当地饮用药茶，有助于调理气血，平衡人体的阴阳，帮助人体快速适应气候变化，主要选择有益气、滋阴、润肺功效的药茶。例如沙参麦冬茶、菊花枸杞茶和西洋参陈皮茶等药茶，非常适合在秋季饮用。它们在滋补身体、缓解疲劳、提高免疫力的同时，还能起到抗病毒和抗菌的作用。但要注意在选择和饮用药茶时，应根据个人的需求和身体状况合理搭配，注意不可过量饮用、水温不可过低、过敏者不宜饮用。

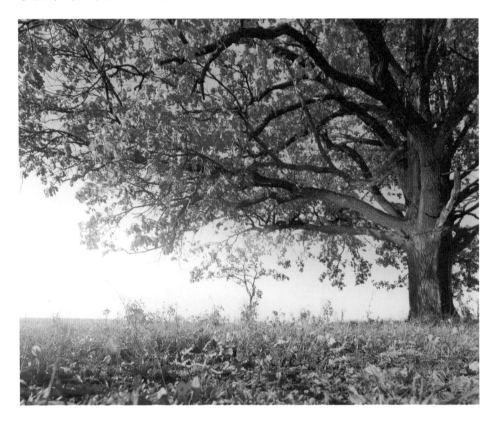

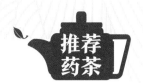
枳实茶

用　　料：枳实10克。

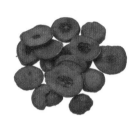

制作方法：

1.砂锅中加入适量清水，烧开。

2.倒入洗净的枳实，盖上盖。

3.小火煮10分钟，即可饮用。

功效：宣发肺气、开胃消食

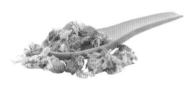

菊花甘草茶

用　　料：菊花10克，甘草3克。

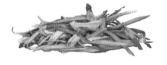

制作方法：

1.菊花、甘草清洗干净，放入杯中。

2.加入适量沸水，盖上盖。

3.闷泡片刻，即可饮用。

功效：清热解毒、滋阴润肺

青橄榄芦根茶

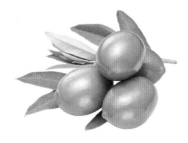

用　　料： 青橄榄45克，芦根12克。

制作方法：

1.青橄榄、芦根分别清洗干净。

2.砂锅中倒入适量清水，烧开，加入芦根，盖上盖，中火煮20分钟。

3.开盖，捞出芦根，再放入青橄榄，大火煮3分钟，至其变软，即可饮用。

功效：清热解毒、润肺止咳

桑菊竹叶茶

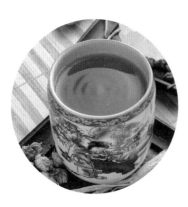

用　　料： 菊花、白茅根、桑叶各10克，竹叶20克，薄荷6克。

制作方法：

1.以上用料清洗干净，置入茶壶中。

2.加入沸水，冲泡10分钟，即可饮用。

功效：疏风清热、凉血解毒

沙参百合茶

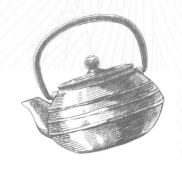

用　　料： 沙参、百合各10克，冰糖适量。

制作方法：

1.沙参、百合清洗干净，放入砂锅中。

2.倒入500毫升清水，大火煮沸，转小火煮20~30分钟，煮至茶汤散发出浓厚香味。

3.根据个人口味加入冰糖，滤出药渣，取药汁，即可饮用。

功效：清热安神、滋补养生

桑葚菊花茶

用　　料： 干桑葚10克，干菊花5克，冰糖适量。

制作方法：

1.干桑葚清洗干净，放入砂锅中。

2.加入500毫升清水，中火煮5~10分钟。

3.加入干菊花，转小火，盖上盖，煮5分钟。

4.根据个人口味加入冰糖，搅拌均匀，待冰糖溶化，即可饮用。

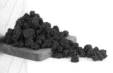

功效：滋肾益阴、清热解毒

太子参甘草茶

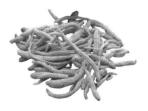

用　　料： 太子参10克，甘草3克，薄荷叶适量。

制作方法：

1.砂锅中加入适量清水，烧开。

2.加入清洗干净的太子参、甘草，盖上盖，中火煮15分钟，揭盖，小火保温，待用。

3.取茶杯，放入薄荷叶，倒入煮好的药汁，浸泡1分钟，即可饮用。

功效：健脾润肺、养气生津

菊杞茶

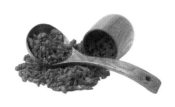

用　　料： 菊花10克，枸杞子15克。

制作方法：

1.菊花、枸杞子清洗干净，放入砂锅中。

2.加入适量清水，煎沸数分钟，即可饮用。

功效：清热明目、补益肝肾

玉竹西洋参茶

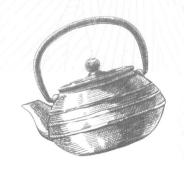

用　　料： 玉竹5克，西洋参适量。

制作方法：

1.砂锅中加入适量清水烧开，倒入洗净的玉竹。

2.盖上盖，中火煮10分钟，揭盖，小火保温，待用。

3.取茶杯，放入西洋参，倒入煮好的玉竹汁，闷泡1分钟，即可饮用。

> **功效：润肺养胃、生津增液**

枇杷桑叶杏仁茶

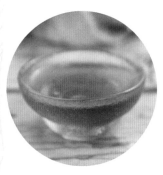

用　　料： 枇杷叶5克，桑叶3克，甜杏仁8克。

制作方法：

1.枇杷叶、桑叶、甜杏仁清洗干净，放入砂锅中。

2.加入适量清水，盖上盖，大火煮20分钟。

3.滤出药渣，待稍凉，即可饮用。

> **功效：清肺润燥、清热解毒**

冬要滋阴御寒、健脾益气

冬季气温的变化受到多种因素的影响，包括太阳辐射、大气环流等，这些因素都会导致地球表面温度出现变化，出现冷空气活动，而冷空气的活动会使冬季气温进一步下降，同时空气中的水汽含量也逐渐降低，带来了干燥的天气。

冬季的流感病毒具有很强的传染性，在寒冷的环境中人们很容易被"流感"盯上。流感病毒主要侵袭人体的呼吸系统，特别是上呼吸道，常常引起头痛、鼻塞、咽痛、发热等症状，严重时还可能诱发肺炎，导致咳嗽、咳痰等症状的出现。

冬季气温低，血管收缩，血液循环变慢，使血压升高，心跳加快，血液黏稠度增高，心脏负荷加大，容易导致心血管疾病，如高血压、心绞痛、心肌梗死等。若穿的衣物过少，还容易诱发类风湿关节炎，出现关节僵硬、疼痛、肿胀等症状。寒冷的冬季也极有可能引起局限性炎症损害，好发于手足、面颊、耳郭等末梢部位，出现水肿、红斑、水泡、糜烂和溃疡等情况。

因此，在冬季我们可以适当地饮用具有滋阴御寒、清肺润燥、健脾益气、清热解毒功效的药茶，来帮助我们改善身体机能，提高身体免疫力，预防疾病的侵袭。

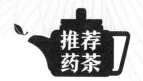

核桃桂圆茶

用 料： 核桃仁30克，桂圆15克，白糖适量。

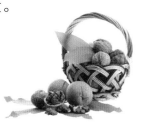

制作方法：

1.桂圆、核桃仁清洗干净，放入砂锅中。

2.加入适量清水，盖上盖，小火煮20分钟。

3.放入白糖，待白糖溶化，即可饮用。

功效：温肺补肾、润燥滑肠

黄芪当归茶

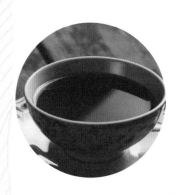

用 料： 桂圆20克，当归8克，黄芪5克。

制作方法：

1.砂锅中倒入适量清水，烧开。

2.放入洗净的黄芪、当归、桂圆，搅拌均匀。

3.盖上盖，烧开，转小火煮20分钟，即可饮用。

功效：温补驱寒、补血活血

玫瑰花西洋参茶

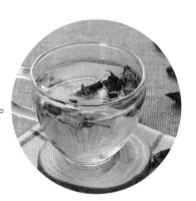

用　　料： 玫瑰花15克，西洋参10克。

制作方法：

1.玫瑰花、西洋参清洗干净，放入砂锅中。

2.加入适量清水，烧开。

3.小火煮20分钟，即可饮用。

功效：固本培元、活血益气

党参银花茶

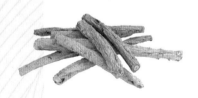

用　　料： 党参、金银花、五味子各10克。

制作方法：

1.以上用料分别清洗干净，放入砂锅中。

2.加入适量清水，大火煮开。

3.转小火慢煮20分钟，即可饮用。

功效：清肺止咳、益气养阴

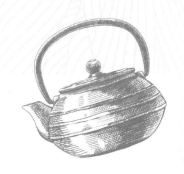

生姜枣茶

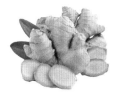

用　　料： 生姜35克，大枣3颗，红糖适量。

制作方法：

1.生姜洗净，切成丝；大枣洗净，对半切开去核，果肉切小丁。

2.砂锅中加入适量清水烧开，倒入生姜丝、大枣丁、红糖。

3.大火煮5分钟，待稍冷，即可饮用。

功效：驱寒暖身、补血暖胃

糙米茶

用　　料： 糙米80克。

制作方法：

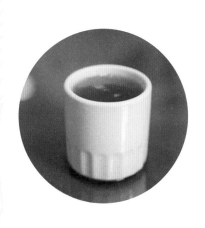

1.煎锅置于火上烧热，倒入洗净的糙米。

2.中小火翻炒至黄褐色，关火待用。

3.炒过的糙米装入茶壶，倒入适量的开水。

4.盖上盖，浸泡5分钟，即可饮用。

功效：保暖祛寒、滋润肌肤

冬虫夏草茶

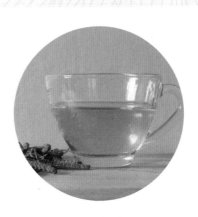

用　　料： 冬虫夏草3根。

制作方法：

1.冬虫夏草放入清水中稍微浸泡一会，用小毛刷刷干净，备用。

2.砂锅中加入适量清水，烧开，放入冬虫夏草。

3.大火煮10分钟，即可饮用。

功效：滋补肺肾、强健身体

生姜红糖茶

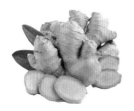

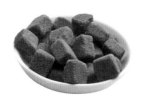

用　　料： 生姜40克，红糖适量。

制作方法：

1.生姜清洗干净，切成薄片。

2.砂锅中加入适量清水，烧开，加入生姜片。

3.大火煮2分钟，转小火，加入红糖。

4.搅拌至红糖完全溶化，即可饮用。

功效：散寒祛热、补脾益胃

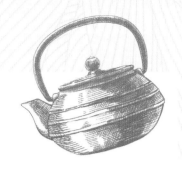

五子茶

用　料： 枸杞子、覆盆子各8克，菟丝子7克，车前子、五味子各5克。

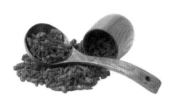

制作方法：

1.以上用料清洗干净，放入砂锅中。

2.加入适量清水，搅匀，盖上盖。

3.小火煮20分钟，揭盖待凉，即可饮用。

功效：健脾益胃、强身健体

甘草桂枝茶

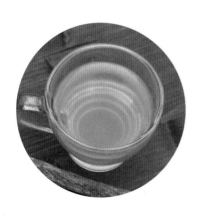

用　料： 炙甘草10克，桂枝15克。

制作方法：

1.洗净的桂枝、炙甘草放入保温杯中。

2.冲入沸水，盖上盖，闷泡5分钟，即可饮用。

功效：健脾益气、解表散寒

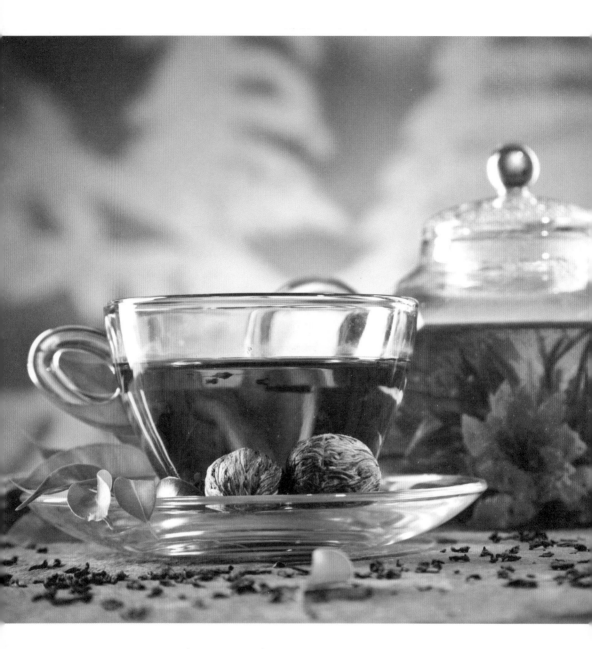

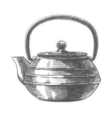

　　小小药茶却有大大功效，人们经过数千年的实践，探索出药茶具有强身健体、清肝明目、利咽护口、祛湿健脾、疏肝通络、润肺祛燥、延年益寿、调经补血、清肠通便、美容养颜、消脂瘦身、安神解疲等诸多功能。

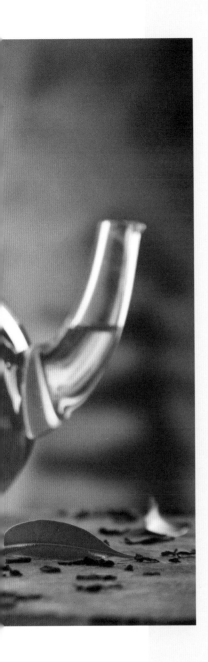

第三章

52道功能养生茶饮，提高免疫力

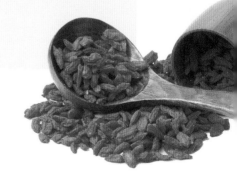

人参麦冬茶

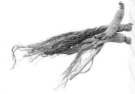

用　　料： 人参60克，麦冬30克。

制作方法：

1.人参洗净、切片，备用。

2.砂锅中加入适量清水，放入人参片、麦冬。

3.大火煮沸，转小火煮1小时。

4.滤出茶汤，即可饮用。

三七茶

用　　料： 三七10克。

制作方法：

1.三七清洗干净，切片。

2.砂锅中加入适量清水，放入三七片。

3.大火煮沸，转小火煮20～30分钟。

4.茶汤倒入茶杯中，即可饮用。

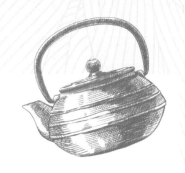

菊花雪梨茶

用　　料：雪梨1个，野菊花8克，枸杞子10粒，蜂蜜适量。

制作方法：

1.雪梨洗净、去皮、切小块；野菊花、枸杞子分别清洗干净。

2.砂锅中加入适量清水，放入野菊花，大火煮沸后关火，盖上盖，闷泡5分钟。

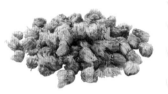

3.滤出野菊花，留野菊花水，放入雪梨块、枸杞子，大火烧开。

4.转小火煮30分钟，待稍凉，加入蜂蜜，即可饮用。

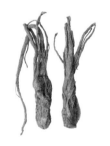

当归枸杞子茶

用　　料：当归、枸杞子各10克。

制作方法：

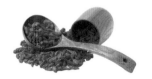

1.当归、枸杞子清洗干净，放入砂锅中。

2.加入适量清水，大火煮沸，转小火煮20～30分钟。

3.茶汤倒入茶杯中，即可饮用。

当归枣茶

用　　料： 当归5克，大枣3枚。

制作方法：

1. 当归、大枣洗净；大枣对半切开，去核，切块。
2. 砂锅中加入适量清水，放入当归和大枣块。
3. 大火煮沸，转小火煮30～40分钟。
4. 待茶汤稍凉，即可饮用。

樱桃红茶

用　　料： 樱桃5克，红茶3克。

制作方法：

1. 樱桃清洗干净，对半切开，去核，切块。
2. 砂锅中加入500毫升清水，放入樱桃块和红茶。
3. 大火煮沸，转小火煮10～15分钟，即可饮用。

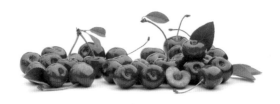

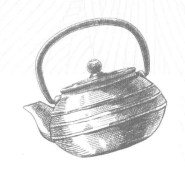

玉兰花茶

用　　料：玉兰花5克。

制作方法：

1.玉兰花清洗干净，去除杂质，放入砂锅中。

2.加入500毫升清水，大火煮沸，转小火煮
15~20分钟。

3.滤出茶汤，即可饮用。

三七石斛茶

用　　料：三七、石斛各5克。

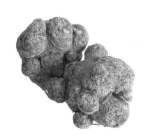

制作方法：

1.三七和石斛洗净，放入砂锅中。

2.加入500毫升清水，大火煮沸，转小
火煮20~30分钟。

3.取茶汤，倒入茶杯中，即可饮用。

枸杞子菊花茶

用　　料： 枸杞子、菊花各3克，淡竹叶、甘草各2克，冰糖适量。

制作方法：

1.以上用料（冰糖除外）清洗干净，放入保温杯中。

2.加入500毫升开水，放入冰糖，闷泡5分钟。

3.待茶稍凉后，即可饮用。

决明子茶

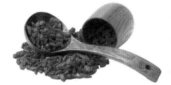

用　　料： 决明子10克。

制作方法：

1.决明子清洗干净，备用。

2.砂锅中加入500毫升清水，放入决明子。

3.大火煮沸，转小火煮15～20分钟。

4.茶汤倒入茶杯中，即可饮用。

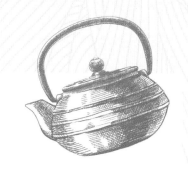

夏枯草菊花茶

用　　料： 夏枯草10克，菊花5克。

制作方法：

1.夏枯草、菊花清洗干净，放入砂锅中。

2.加入500毫升清水，大火煮沸，转小火煮15~20分钟。

3.滤出茶汤，即可饮用。

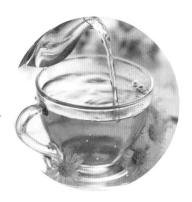

菊花枸杞子茶

用　　料： 菊花、枸杞子、人参各5克，蜜枣2枚。

制作方法：

1.菊花、枸杞子、蜜枣、人参清洗干净；人参切片。

2.砂锅中加入500毫升清水，放入以上用料。

3.大火煮沸，转小火煮15~20分钟。

4.茶汤倒入茶杯中，即可饮用。

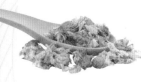

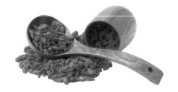

利咽护口

生津茶

用　　料： 枸杞子、菊花、金银花、山药各5克。

制作方法：

1.枸杞子、菊花、金银花和山药清洗干净。

2.砂锅中加入500毫升清水，放入以上用料。

3.大火煮沸，转小火煮20~30分钟。

4.茶汤倒入茶杯中，即可饮用。

橄榄叶茶

用　　料： 橄榄叶10克。

制作方法：

1.橄榄叶清洗干净，放入砂锅中。

2.加入适量清水，大火煮沸，转小火煮15~20分钟。

3.茶汤倒入茶杯中，即可饮用。

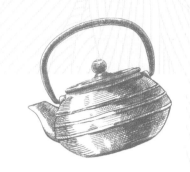

柚子茶

用　　料： 柚子皮10克，冰糖适量。

制作方法：

1.柚子皮清洗干净，切丝。

2.砂锅中加入适量清水，放入柚子皮丝。

3.大火煮沸，转小火煮30～40分钟。

4.根据个人口味加入冰糖，搅拌至溶化。

5.待茶汤稍凉后，倒入茶杯中，即可饮用。

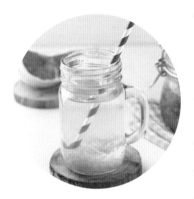

罗汉果茶

用　　料： 罗汉果10克，冰糖适量。

制作方法：

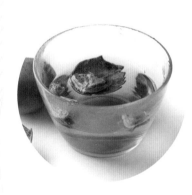

1.罗汉果清洗干净，掰成小块。

2.砂锅中加入适量清水，放入罗汉果块。

3.大火煮沸，转小火煮30～40分钟。

4.加入冰糖，待茶汤稍凉后，倒入茶杯中，即可饮用。

薏苡仁茶

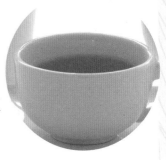

用　　料： 薏苡仁10克，红糖适量。

制作方法：

1.薏苡仁清洗干净，放入砂锅中。

2.加入适量清水，大火煮沸。

3.转小火煮约30~60分钟，至薏苡仁煮烂、水变浑浊。

4.熄火后，加入红糖调味，待茶汤稍凉后，即可饮用。

健脾茶

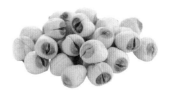

用　　料： 白扁豆、莲子、芡实、薏苡仁、山药各10克，山楂15克，紫苏、陈皮各3克。

制作方法：

1.以上用料放入水中清洗干净，捞出沥干。

2.砂锅中加入适量清水，放入处理好的用料。

3.煎煮15分钟。

4.关火，待稍冷却，即可饮用。

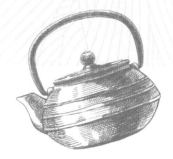

苍术茶

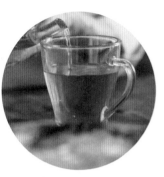

用　　料： 苍术5克，蜂蜜或红糖适量。

制作方法：

1.苍术清洗干净，放入砂锅中。

2.加入适量清水，大火煮沸，转小火煮20~30分钟。

3.加入蜂蜜或红糖调味，待茶汤稍凉后，即可饮用。

通草茶

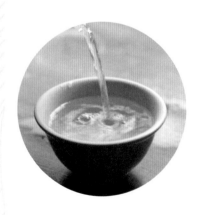

用　　料： 通草10克，红糖适量。

制作方法：

1.通草清洗干净，放入砂锅中。

2.加入适量清水，大火煮沸，转小火煮30~40分钟。

3.加入红糖，搅拌至红糖溶化，待茶汤稍凉后，即可饮用。

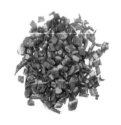

玳玳花茶

用　　料： 玳玳花、木香、陈皮、白芍各2克，柴胡、桂圆、茉莉花茶各3克。

制作方法：

1.以上用料清洗干净，放入砂锅中。

2.加入适量清水，煎沸5分钟，即可饮用。

橘红丁香茶

用　　料： 橘红、丁香花各3克，柚子皮6克。

制作方法：

1.以上用料清洗干净；柚子皮切丝；用料一同放入砂锅中。

2.加入适量清水，煎沸5分钟。

3.待茶汤稍凉，即可饮用。

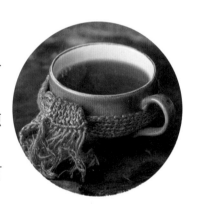

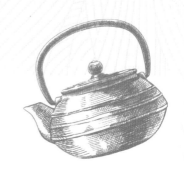

香附玫瑰茶

用　　料： 香附、玫瑰花、菊花、地龙、
槐花、茉莉花各3克。

制作方法：

1.以上用料共研磨成细末，放入杯中。

2.冲入温开水，盖上盖。

3.闷泡片刻，即可代茶饮用。

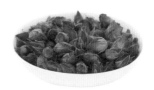

川楝子茶

用　　料： 川楝子15克，厚朴花3克，
佛手1.5克。

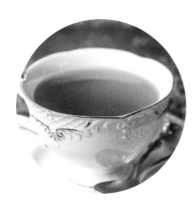

制作方法：

1.川楝子、厚朴花和佛手用清水冲洗干
净，一同放入砂锅中。

2.加入适量的清水，大火煮沸，转小
火，稍煮片刻。

3.滤出药渣，倒入茶杯中，即可饮用。

麦冬茶

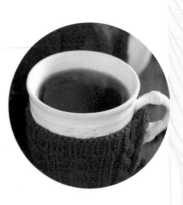

用　　料： 麦冬10克，蜂蜜或红糖适量。

制作方法：

1.麦冬清洗干净，放入砂锅中。

2.加入适量清水，大火煮沸，转小火煮30～40分钟。

3.加入蜂蜜或红糖调味，待茶汤稍凉后，即可饮用。

雪梨百合茶

用　　料： 雪梨1个，百合10克。

制作方法：

1.雪梨去皮、去核，切成小块；百合清洗干净。

2.砂锅中加入适量清水，放入雪梨块和百合。

3.大火煮沸，转小火煮30～40分钟。

4.待茶汤稍凉后，即可饮用。

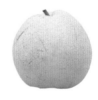

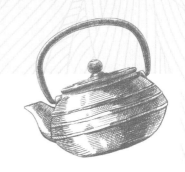

核桃葱姜茶

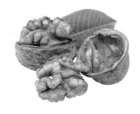

用　　料： 核桃仁10克，葱段1根，
　　　　　生姜5克。

制作方法：

1.核桃仁洗净；葱段和生姜分别洗净；生姜切成薄片。

2.砂锅中加入适量清水，放入核桃仁、葱段和生姜片。

3.大火煮沸，转小火煮30~40分钟，直到茶汤味道浓郁。

4.待茶汤稍凉后，即可饮用。

麦冬胖大海菊花茶

用　　料： 麦冬、胖大海各10克，菊花
　　　　　5克。

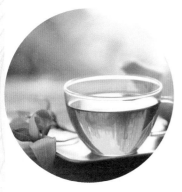

制作方法：

1.麦冬、胖大海、菊花分别清洗干净，放入砂锅中。

2.加入适量清水，大火煮沸，转小火煮30~40分钟，直到茶汤味道浓郁。

3.待茶汤稍凉后，即可饮用。

枸杞子茶

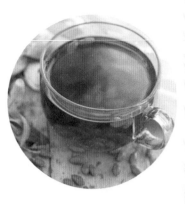

用　　料： 枸杞子9克。

制作方法：

1.枸杞子清洗干净，放入杯中。

2.沸水冲泡，浸泡片刻，即可饮用。

沙苑子茶

用　　料： 沙苑子10克。

制作方法：

1.沙苑子清洗干净，放入茶杯中。

2.沸水冲泡，即可饮用。

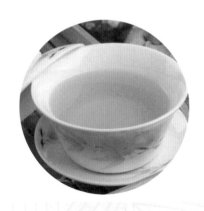

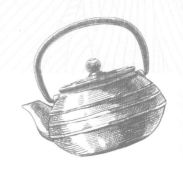

菟丝子茶

用　　料： 菟丝子10克，红糖适量。

制作方法：

1.菟丝子清洗干净，捣碎，放入杯中。

2.沸水冲泡，盖上盖，闷泡片刻。

3.加入红糖，搅匀，即可饮用。

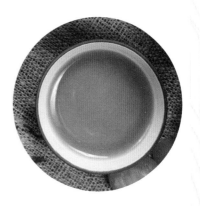

首乌生地茶

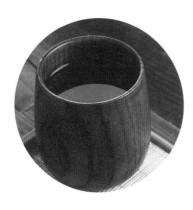

用　　料： 制何首乌10克，生地黄7克。

制作方法：

1.制何首乌、生地黄清洗干净，放入杯中。

2.加入500毫升的热水，闷泡片刻。

3.待茶汤温凉，即可饮用。

黄芪枣茶

用　料： 黄芪10克，大枣5枚，枸杞子5克。

制作方法：

1.以上用料清洗干净；大枣对半切开、去核、切块，与黄芪一同用清水浸泡30分钟。

2.黄芪、大枣块与浸泡的水同倒入砂锅中，大火煮开。

3.转小火煮20分钟，加入枸杞子，再煮1分钟至枸杞子熟软。

4.待茶汤稍凉后，即可饮用。

益母草茶

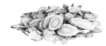

用　料： 益母草10克。

制作方法：

1.益母草清洗干净，备用。

2.砂锅中加入适量清水，放入益母草。

3.大火煮沸，转小火煮30~40分钟。

4.待茶汤稍凉后，即可饮用。

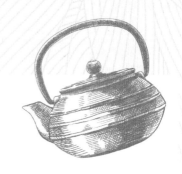

玫瑰香附茶

用　　料：玫瑰花1克，香附3克。

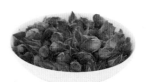

制作方法：

1.玫瑰花、香附清洗干净，放入杯中。

2.加入沸水，盖上盖。

3.闷泡10分钟，揭盖，待茶汤稍凉，即可饮用。

益母草桑寄生茶

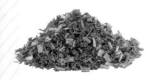

用　　料：益母草、桑寄生各50克，鸡蛋1个，
大枣5枚，红糖适量。

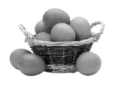

制作方法：

1.鸡蛋放入装有冷水的砂锅中煮10分钟，取出剥
壳；大枣对半切开，去核，切块。

2.益母草、桑寄生清洗干净，装入纱布袋密封。

3.砂锅中加入适量清水，放入鸡蛋、纱布袋和大
枣块，大火煮沸，转小火煮30分钟。

4.放入红糖，再煮2分钟，即可饮用。

野酒花茶

用　　料： 野酒花10克。

制作方法：

1.野酒花清洗干净，备用。

2.砂锅中加入适量清水，放入野酒花。

3.大火煮沸，转小火煮30～40分钟。

4.待茶汤稍凉后，即可饮用。

香蕉红茶

用　　料： 香蕉1根，红茶包1袋。

制作方法：

1.香蕉去皮，切片。

2.砂锅中加入适量清水，放入香蕉片和红茶包。

3.大火煮沸，转小火煮10～15分钟。

4.滤出茶汤，待稍凉，即可饮用。

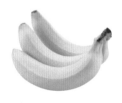

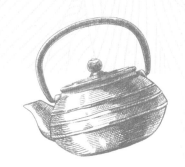

黑枣茶

用　　料： 黑枣8枚。

制作方法：

1.黑枣清洗干净，放入砂锅中。

2.加入适量清水，大火煮沸，转小火煮30~40分钟。

3.待茶汤稍凉后，即可饮用。

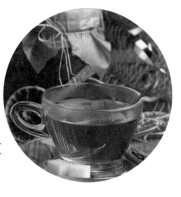

火麻仁茶

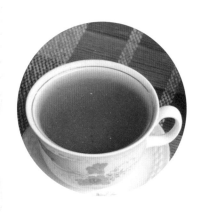

用　　料： 火麻仁10克。

制作方法：

1.火麻仁清洗干净，擦干水分，研磨成粉末，放入砂锅中。

2.加入500毫升清水，大火煮沸，转小火煮10分钟。

3.过滤掉残渣，取汁饮用。

桂圆枣茶

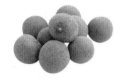

用　　料： 桂圆10克，大枣3枚。

制作方法：

1.桂圆、大枣清洗干净，均去核。

2.砂锅中加入适量清水，放入桂圆和大枣。

3.大火煮沸，转小火煮30~40分钟。

4.待茶汤稍凉后，即可饮用。

党参黄芪枸杞茶

用　　料： 党参、黄芪各10克，枸杞子5克。

制作方法：

1.党参、黄芪和枸杞子清洗干净；党参、黄芪放入砂锅中。

2.加入适量清水，大火煮沸。

3.放入枸杞子，转小火煮30~40分钟。

4.熄火后，待茶汤稍凉，即可饮用。

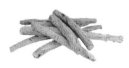
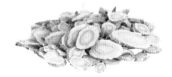

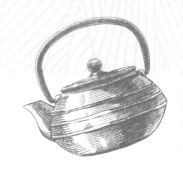

黄芪枣茶

用　　料： 黄芪10克，大枣5枚。

制作方法：

1.黄芪、大枣清洗干净；大枣对半切开，去核，切块。

2.砂锅中加入适量清水，放入黄芪和大枣块。

3.大火煮沸，转小火煮30～40分钟。

4.待茶汤稍凉后，即可饮用。

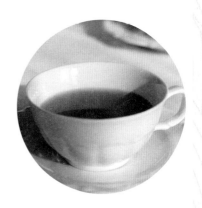

勿忘草茶

用　　料： 勿忘草5克。

制作方法：

1.勿忘草清洗干净，去除杂质。

2.砂锅中加入适量清水，放入勿忘草。

3.大火煮沸后，转小火煮10～15分钟。

4.滤出茶汤，即可饮用。

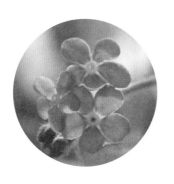

决明子玫瑰荷叶茶

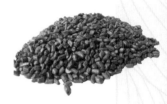

用　　料： 决明子15克，干玫瑰花3克，荷叶8克。

制作方法：

1.决明子、干玫瑰花和荷叶清洗干净。

2.砂锅中加入500毫升清水，放入以上所有用料。

3.大火煮沸，转小火煮15～20分钟。

4.熄火，盖上盖，闷泡10分钟。

5.过滤掉药渣，将药茶倒入杯中，即可饮用。

山楂决明消脂茶

用　　料： 山楂干40克，决明子20克，绿茶8克，冰糖适量。

制作方法：

1.山楂干放入清水中，浸泡5分钟，去除杂质，冲洗干净。

2.砂锅中倒入适量清水，放入决明子和山楂干。

3.大火煮开，转小火煮 15 分钟。

4.放入绿茶，继续煮5分钟，加入冰糖搅匀，滤入杯中，即可饮用。

薏苡仁茶

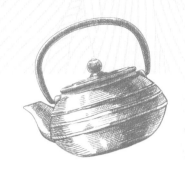

用　　料： 薏苡仁100克，大枣10枚，枸杞子10克。

制作方法：

1.薏苡仁、大枣、枸杞子清洗干净。

2.薏苡仁放入平底锅内，小火炒出浓郁的米香味。

3.枸杞子、大枣和薏苡仁一同放入茶壶中。

4.倒入沸水，浸泡10分钟，即可饮用。

荞麦茶

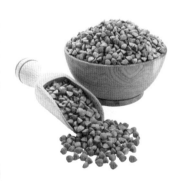

用　　料： 荞麦20克。

制作方法：

1.荞麦清洗干净，放入砂锅中。

2.加入1000毫升清水，大火煮沸，转小火煮30分钟。

3.滤出茶汤，倒入杯中，即可饮用。

乌龙茶

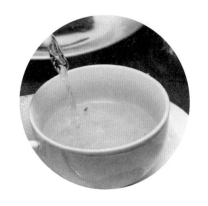

用　　料： 乌龙茶6克，槐角、冬瓜皮各18克，制何首乌30克，山楂15克。

制作方法：

1.将槐角、冬瓜皮、制何首乌、山楂清洗干净，一同放入砂锅中。

2.加入适量清水，煮开，转小火保温。

3.杯中加入乌龙茶，用煮好的药汁冲泡，待凉即可饮用。每日1剂，冲泡2次，随饮。

决明山楂茶

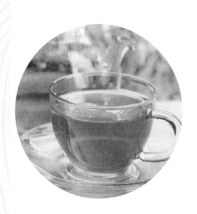

用　　料： 决明子、山楂片各15克，菊花、玫瑰花各6克。

制作方法：

1.决明子、山楂片、菊花、玫瑰花共研为粗末，放入保温杯中。

2.沸水冲泡，盖上盖，闷泡20分钟。

3.滤出药茶，即可饮用。

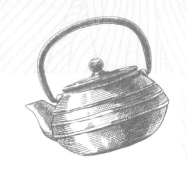

三花茶

用　　料： 玫瑰花、茉莉花、玳玳花各2克，川芎6克，荷叶7克。

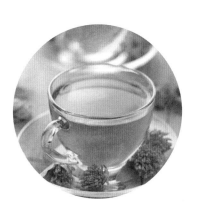

制作方法：
1.以上用料搓碎，放入保温杯中。
2.用沸水冲泡，加盖闷泡10分钟，即可饮用。

天雁茶

用　　料： 荷叶、车前草各适量。

制作方法：

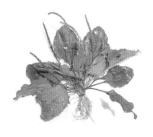

1.荷叶、车前草共研为粗末，和匀，分装入袋，15~30克为1袋。
2.取1袋，放入保温杯中，加入250毫升沸水冲泡，加盖闷泡10~15分钟。
3.每天早晨起床后及每晚临睡前空腹饮用。

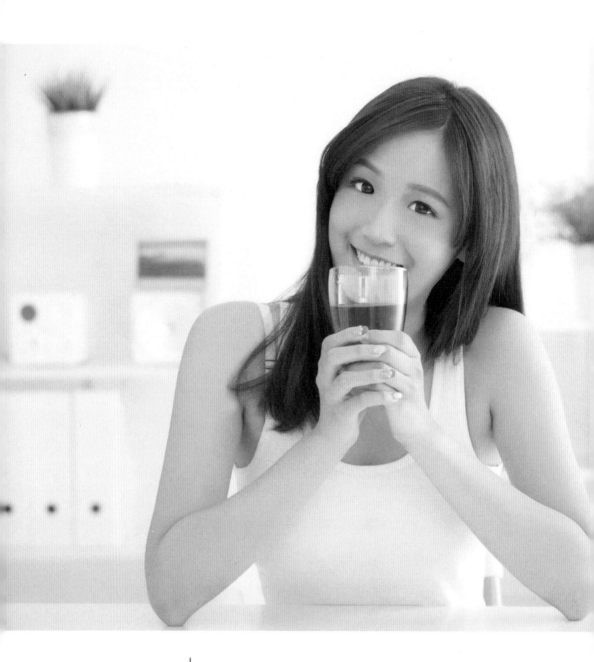

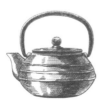

　　饮用药茶是一种安全有效的传统保健方法，药茶能调节人体的阴阳平衡，能够提高自愈力，适合长期调理慢性病。药茶的种类多样，随症配入不同的天然药材，可以满足不同人群的需求，在一定程度上起到缓解症状、辅助治疗的作用。

第四章

药茶防病，提高自愈力

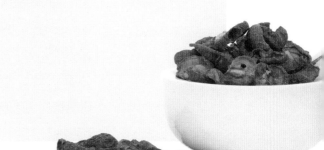

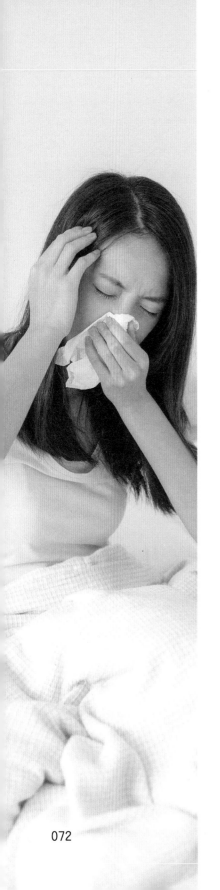

[内科疾病]

感冒

　　感冒一年四季皆可发生，尤其冬、春两季最为常见，是一种临床常见的多发性疾病。冬春两季气候多变，春为风气，冬为寒气，风寒相合，则更易伤人。

　　感冒主要有两个原因：一是外感邪气，由外界的风、寒、湿等邪气侵袭人体而致，其中"风邪"是感冒的主要致病因素，因此感冒又俗称为"伤风"。挟寒邪的伤风为"风寒感冒"，挟热邪的伤风为"风热感冒"。二是卫气不固，即人体正气不足，免疫力低下，难以抵御邪气入侵，从而引发伤风。

　　饮用药茶能很好地缓解伤风症状，患者应根据自身症状选用适合自己的药茶，药茶功效以健脾和胃、疏散风寒、清热解毒、辛平解表为主。平时要多注意饮食调养，多按摩按摩大椎穴、曲池穴，也可有效预防感冒；注意保暖，不要受凉，天气变冷要及时添加衣服；保证充足的睡眠，多喝水，少吃辛辣刺激的食物，多吃蔬菜和水果；多进行体育锻炼，增强身体抵抗疾病的能力。"睡前泡脚，胜吃补药"，坚持睡前泡脚，不仅可以促进睡眠，还可以有效预防风寒感冒。

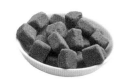
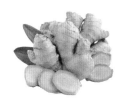

红糖生姜茶

用料： 红糖15克，生姜18克，紫苏叶3克。

制作方法：

1.生姜、紫苏叶洗净，切细丝，放入杯中。

2.加入红糖，冲入沸水，盖上盖，闷泡10分钟，即可饮用。

服用方法： 每日两次，趁热服用。

药茶功效： 解表散寒、消食解毒，适用于风寒感冒。

感冒退热茶

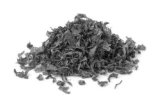

用料： 大青叶12克，板蓝根15克，连翘9克，重楼10克，绿茶3克。

制作方法：

1.以上用料共捣磨为粉末，置于杯中。

2.沸水冲泡，盖上盖，闷泡20分钟，即可饮用。

服用方法： 随时频饮，1日内饮尽。

药茶功效： 清热解毒，适用于风热感冒，发热口渴、咽喉肿痛。

四季青茶

用料： 大青叶60克，紫苏叶、荆芥、防风各30克，四季青50克。

制作方法：

1.以上用料共捣为粗末，混合均匀，用纱布袋分装，每袋10~15克。

2.每次取一袋，加入清水冲泡，盖上盖，闷泡10分钟，即可饮用。

服用方法： 频饮。

药茶功效： 辛平解表，适用于四时感冒，风寒、风热感冒均可。

头痛

　　头痛可分为外感头痛和内伤头痛两大类。外感头痛是由外邪侵袭头部经络，导致经络阻滞、气血不畅而引发。其中，以风邪最为常见，根据所兼邪气的不同，外感头痛又可进一步细分为风寒头痛、风热头痛、风湿头痛等。外感头痛起病较急，常伴随恶寒、发热、鼻塞、流鼻涕等。而内伤头痛则多因脏腑功能失调、气血阴阳失衡而引发。内伤头痛的病机复杂，常涉及肝、脾、肾等脏腑，以及气虚、血虚、痰浊、血瘀等病理因素，因此又可分为肝阳头痛、血虚头痛、瘀血头痛、痰浊头痛等。内伤头痛起病较缓，病程较长，常常反复发作，并且多伴有头晕、耳鸣、失眠、健忘等症状。

　　患者应注意坚持规律的作息时间，预防或调理身体的亚健康状态；少吃可能引发头痛的食物，摄取足够的含有铁质与维生素B$_{12}$的食物，如鸡蛋等；经常保持微笑，学会放松心情，调整精神状态；做深呼吸训练、调息运动和肩颈运动，可帮助患者调节自主神经系统，缓解焦虑、肌肉紧绷等症状；饮用药茶能够缓解头痛带来的不适，患者可根据自身的症状结合病因选择适合的药茶。

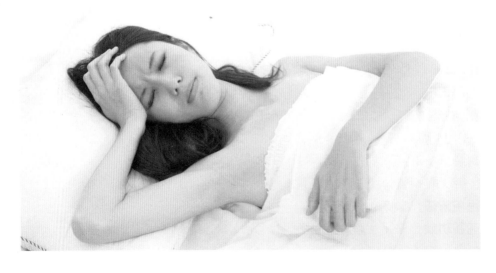

川芎香附茶

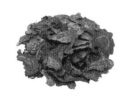

用料： 川芎60克，香附120克。

制作方法：

1.川芎、香附捣压成细末，混匀备用。

2.取6~12克混匀的细末，冲入沸水，盖上盖，闷泡10分钟。

服用方法： 随时饮服，每日1~2剂。

药茶功效： 理气解郁、活血止痛，适用于气郁日久而引发的头痛。

防风菊花茶

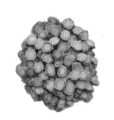

用料： 防风15克，菊花10克，葱白2克。

制作方法：

1.以上用料，用清水冲洗，放入砂锅中。

2.加入适量清水，煎汤取汁，即可饮用。

服用方法： 每日1剂。

药茶功效： 疏风散寒、利窍止痛，适用于风寒头痛。

菊花石膏茶

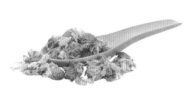

用料： 菊花、生石膏、川芎各10克。

制作方法：

1.菊花、生石膏、川芎共研细末，混匀备用。

2.取3~6克混匀的细末，放入砂锅中煎服。

服用方法： 分数次饮用，当日饮尽。

药茶功效： 疏风清热、活血止痛，适用于风热头痛。

支气管炎

支气管炎是一种常见的呼吸系统疾病，是气管、支气管黏膜及其周围组织的非特异性炎症，通常表现为咳嗽、咳痰、喘息等。咳嗽是支气管炎最常见的症状，尤其在清晨起床时更为明显，且随着疾病的发展，逐渐加重。若支气管炎长期无法得到有效地控制和治疗，可能因此发展成阻塞性肺气肿、慢性肺源性心脏病等更为严重的疾病。

根据病程，可分为急性支气管炎和慢性支气管炎两大类。

急性支气管炎多属外感咳嗽范畴，多因气温骤变、季节交替等外界环境变化，人体未能及时适应，导致风寒、风热、风燥等邪气乘虚而入，干扰肺气的正常运行，肺气失于宣发肃降而致。急性支气管炎起病急，病程短，多伴恶寒、发热、鼻塞、流鼻涕等症状。饮用药茶缓解急性支气管炎症状时，可选用具有疏散外邪、宣肺止咳、解表散寒功效的中药材。

慢性支气管炎属内伤咳嗽范畴，多因脏腑功能失调所致，如脾虚生痰、肝火犯肺、肾不纳气等，这些内在因素长期存在，逐渐影响肺脏的正常功能，导致肺气上逆而引发咳嗽。慢性支气管炎起病缓，病程长，且易反复发作，多伴有脏腑功能失调的症状，如食欲不振、胸闷胁痛、腰膝酸软等。治疗时需注重调理脏腑功能，扶正祛邪，根据具体脏腑失调情况（如脾虚、肾虚、肝火旺等）进行辨证施治，可选用养阴润肺、健脾益气等功效为主的药茶。

此外，由于慢性支气管炎患者往往存在正气不足的情况，当受到外邪的侵袭时，病情可能由慢性支气管炎转为急性支气管炎，咳嗽、咳痰、喘息等症状可能会加重。因此，患者在日常生活中，还需注意增强体质，通过适当的体育锻炼和合理的饮食来提高免疫力，同时注意保暖、避免受凉，以此预防各种病邪的侵袭。

川贝茶

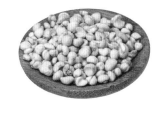

用料： 川贝母6克，冰糖9克。

制作方法：

1.川贝母研磨成末，放入杯中。

2.杯中再加入冰糖，用温开水冲泡服用。

服用方法：频饮。

药茶功效： 养阴润肺、止咳化痰，适用于慢性支气管炎。

橘姜茶

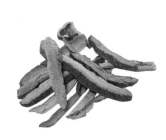

用料： 橘红20克，生姜10克，蜂蜜适量。

制作方法：

1.橘红、生姜清洗干净，切成丝，放入杯中。

2.冲入沸水，加盖，闷泡10～15分钟。

3.开盖，待稍微冷却，调入蜂蜜，即可饮用。

服用方法： 每日1剂。

药茶功效： 温肺散寒、化痰止咳，适用于急性支气管炎（风寒型）。

白参橘皮茶

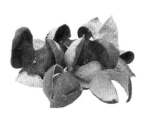

用料： 白参10克，橘皮6克，冰糖适量。

制作方法：

1.白参、橘皮清洗干净，与冰糖一同放入锅中。

2.加入适量清水，煎煮一次，倒出茶汤备用；煎煮过的用料再次加入清水煎煮。

3.合并2次煎液，混匀，即可饮用。

服用方法： 每日1剂。

药茶功效： 健脾益气、补肺止咳，适用于肺脾气虚型慢性支气管炎。

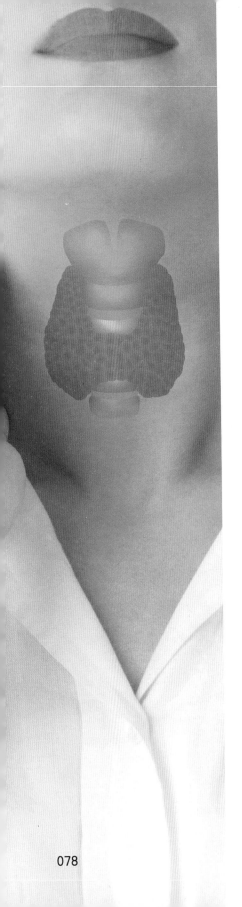

甲状腺结节

　　甲状腺结节是指在甲状腺内的肿块，可随着吞咽动作随甲状腺而上下移动，其症状主要表现为颈部肿块疼痛、声音嘶哑、呼吸及吞咽困难等，这些症状可能随着疾病的发展而加重，严重时可能会影响患者的生活质量。甲状腺结节的病因复杂，与情志内伤、饮食失调、环境和体质因素密切相关。

　　日常生活中，患者可以饮用具有散结、消肿、活血化瘀、行气解郁等功效的药茶来帮助缓解甲状腺结节的不适；注意不要按压或挤压甲状腺结节部位，避免颈部受到外力冲击；注意早睡早起，避免熬夜，保证充足的睡眠时间，不要过于劳累，保持心情愉悦，避免压力过大。此外，碘摄入过多或过少都可能引发甲状腺结节，需要根据个人情况适当调整碘的摄入量。注意保持清淡饮食，减少生冷寒凉、辛辣刺激性食物的摄入。适量增加富含维生素和蛋白质的食物，如鸡蛋、瘦肉、豆制品以及新鲜的蔬菜和水果。

红花茶

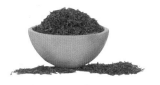

用料： 野菊花、红花、玫瑰花各适量。

制作方法：

1.以上三花清洗干净，放入杯中。

2.加入适量开水，盖盖闷泡10分钟，即可饮用。

服用方法： 每日1剂。

药茶功效： 清热解毒、活血化瘀，适用于血脉瘀阻而导致的甲状腺结节。

蒲公英茶

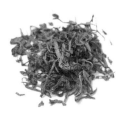

用料： 蒲公英适量。

制作方法：

1.蒲公英洗净，放入杯中。

2.加入适量开水，盖盖闷泡10分钟，即可饮用。

服用方法： 每日1剂。

药茶功效： 散结消肿，适用于甲状腺结节。

玉颜开郁饮

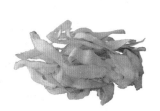

用料： 玉竹、白芍、当归、川芎、柴胡、香附、郁金、玫瑰花、合欢皮、甘草各适量。

制作方法：

1.以上用料清洗干净，放入杯中。

2.加入适量开水，盖盖闷泡10分钟，即可饮用。

服用方法： 每日1剂。

药茶功效： 养肝疏肝、行气解郁，适用于气运不畅而导致的甲状腺结节。

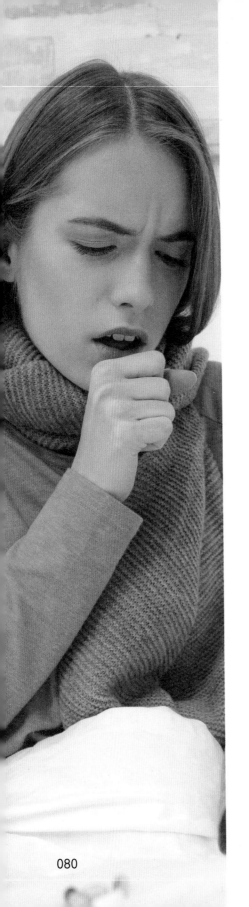

肺炎

　　肺炎是一种较为常见的疾病，根据其病变部位和病程的长短，又可分为大叶性肺炎和支气管肺炎两种。其中，大叶性肺炎常见于青壮年，而支气管肺炎常见于婴幼儿和老年人。

　　肺炎的症状表现较为多样，常为高热、咳嗽、胸痛、咳痰等，这些多为大叶性肺炎的症状。而支气管肺炎则常由感冒等疾病所引起，表现为发热、咳嗽、气急等。对于儿童肺炎患者，还可能出现寒战、胸痛、痰中带血等症状。

　　肺炎的发生多与外感邪气、痰湿阻肺、肺脾气虚等因素有关。当人体的正气不足，特别是肺部的防御能力减弱时，外界的风热邪气就容易侵袭肺部，导致肺炎的发生。患者可以根据自己的实际情况选择药茶，来帮助调理肺炎的不适症状，药茶的功效应以清热解毒、宣肺止咳、补气润肺、化痰平喘为主。

功劳木茶

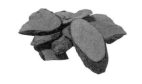

用料： 穿心莲、功劳木各15克，陈皮6克。

制作方法：

1.以上用料清洗干净，放入保温杯中。

2.沸水冲泡，加盖，闷泡30分钟，即可饮用。

服用方法： 每日1剂。

药茶功效： 清热解毒、化痰止咳，适用于大叶性肺炎。

沙参黄芪茶

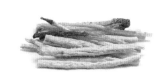

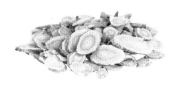

用料： 沙参15克，黄芪30克，蜂蜜适量。

制作方法：

1.沙参、黄芪清洗干净共研为末，放入保温杯中。

2.冲入沸水，盖上盖，闷泡30分钟。

3.开盖，待稍微冷却，加入蜂蜜，搅拌均匀，即可饮用。

服用方法： 每日1剂。

药茶功效： 补气润肺、生津止渴，适用于大叶性肺炎。

石膏茶

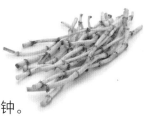

用料： 生石膏60克，鱼腥草30克，桔梗6克。

制作方法：

1.生石膏打碎，放入砂锅中，加入适量清水，煎沸30分钟。

2.加入鱼腥草、桔梗，再次煎沸20分钟。

服用方法： 每日1剂。

药茶功效： 清热透表、化痰止咳，适用于支气管肺炎。

肺气肿

肺气肿，在古代被称为"肺胀"，是一种常见的慢性疾病，多见于呼吸系统疾病的晚期，老年患者居多。其症状主要表现为呼吸异常困难。患者在进行轻微的活动时，会感到呼吸急促、窘迫，胸部、心窝、锁骨上窝等部位会变得平坦无凹陷，这是肺气肿的一个重要特征。此外，患者可能会出现全身皮肤苍白、频频咳嗽、咳痰、气喘、咳出黏稠的泡沫痰等症状。随着病情的发展，患者还可能会出现充血性心力衰竭。

肺气肿的发病可能与患支气管炎、百日咳等疾病有关，长期的肺部疾病，治疗不当或迁延不愈，会导致肺泡的弹性减退，肺泡内的空气滞留，肺泡膨大，进而引发肺气肿。此外，感受外邪、痰饮潴留等因素和过度吸烟、酗酒、纵欲等不良生活习惯也是形成肺气肿的重要原因。

饮用以润肺、止咳、化痰、平喘等功效为主的药茶可以缓解肺气肿的症状。患者在日常生活中还需注意戒烟、改善生活环境、适当地进行肺功能锻炼，多做呼吸操，如缩唇呼吸、腹式呼吸等，有助于增强呼吸肌的力量，提高肺通气效率。

核桃红茶

用料：核桃仁15克，莱菔子10克，蛤粉、人参各5克，红茶适量。

制作方法：

1.核桃仁捣烂成泥，莱菔子研碎，放入热水瓶中。

2.加入蛤粉、人参、红茶，沸水冲泡，盖闷20分钟。

服用方法：温饮，频服。

药茶功效：补肾纳气、止咳平喘，适用于肾虚久喘型肺气肿。

三子茶

用料： 紫苏子、白芥子、莱菔子各5克，茯苓30克，山药40克。

制作方法：

1.以上用料共捣成粗末，放入保温杯中。

2.加入300毫升沸水冲泡，加盖闷15分钟，即可饮用。

服用方法： 温饮，频服。

药茶功效： 健脾利湿、降气平喘，适用于肺气肿。

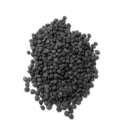

橘红茶

用料： 橘红15克，紫苏子10克，生姜3克，红茶3克，白糖20克。

制作方法：

1.以上用料清洗干净，橘红切成丝，生姜切成片，紫苏子捣碎，放入保温杯中。

2.加入红茶、白糖，冲入沸水。

3.加盖，闷泡15~20分钟，即可饮用。

服用方法： 每日1剂。

药茶功效： 燥湿化痰、止咳平喘，适用于痰浊壅阻型肺气肿。

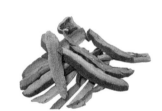

猕猴桃茶

用料： 猕猴桃30克，当归、莱菔子各5克，冰糖50克。

制作方法：

1.猕猴桃清洗干净，去皮捣碎，放入保温杯中。

2.加入当归、莱菔子、冰糖，沸水冲泡，盖闷20分钟。

服用方法： 温饮。

药茶功效： 扶正固本、镇咳化痰，适用于阻塞性肺气肿。

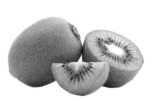

肥胖

随着现代社会的发展，人们生活水平显著提高，食物供应越来越丰富，人们的饮食习惯也逐渐改变，再加上各种快餐、零食的出现，导致越来越多的人面临肥胖的风险，肥胖也因此成为了很多人面临的健康问题。

肥胖是由多种原因导致体重异常增加，身体肥胖，并多伴有头晕乏力，神疲懒言，少动气短等症状的一种疾病。其发病多与暴饮暴食、挑食、不规律作息等不良生活习惯，以及长期处于紧张焦虑状态有关，这些因素会影响人体的自身调节能力，引起内分泌失调及新陈代谢障碍，使得身体更容易积累脂肪。此外，某些药物（如抗抑郁药、抗精神病药等）可能会干扰人体的新陈代谢和能量平衡，导致体重增加。

饮用以清热利湿、健脾益气、理气活血、消食降脂为主要功效的药茶，能够在一定程度上起到辅助减肥的作用。

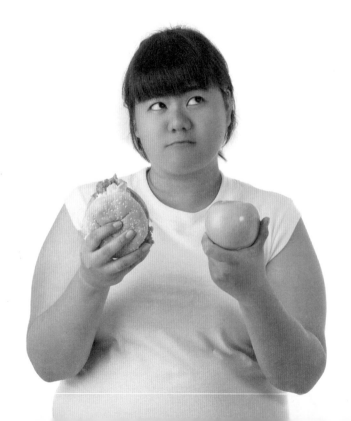

荷叶山楂茶

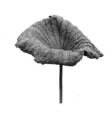

用料： 荷叶、泽泻、山楂各10克，红茶6克。

制作方法：

1.以上用料共研为粗末，和匀，分装入袋，每袋20克。

2.每次取1袋，放入保温杯中，用300毫升沸水冲泡，加盖，闷泡10~15分钟，即可饮用。

服用方法： 每袋可泡2次，每日早、晚各饮1袋或1次，空腹饮用。1个月为1个疗程。

药茶功效： 健脾利湿、降脂减肥，适用于单纯性肥胖。

减脂茶

用料： 决明子、山楂、荷叶、麦冬、青茶各10克。

制作方法：

1.以上用料共研为粗末，和匀，备用。

2.每次取3~5克粗末，放入保温杯中，沸水冲泡，加盖，闷泡10分钟。

服用方法： 每日3次。

药茶功效： 平肝泄热、消食降脂，适用于单纯性肥胖。

决明山楂茶

用料： 决明子、泽泻、白术各10克，山楂、制何首乌各20克。

制作方法：

1.以上用料共研为粗末，放入保温杯中。

2.加入沸水冲泡，盖上盖，闷20分钟。

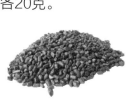

服用方法： 每日1剂。

药茶功效： 健脾益气、清热降脂，适用于脾虚湿阻型肥胖。

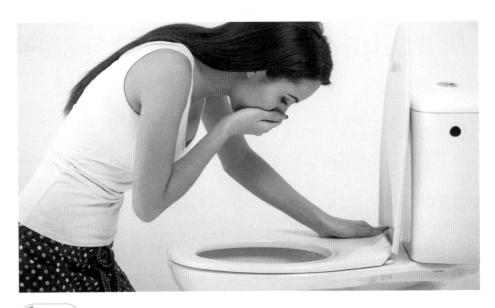

呕吐

中医学认为，有声有物为"呕"，无声有物为"吐"，有声无物为"干呕"，由于呕与吐常同时出现，故合称为"呕吐"。呕吐，常伴有恶心、嗳气、胃脘胀满等症状。

呕吐可以分为多种类型，其中寒吐、热吐和肝气犯胃型呕吐是较为常见的三种类型。寒吐多由脾胃虚寒，或寒邪直中脾胃，导致胃失和降，胃气上逆而引发，其呕吐物多为清水样或带有少量痰涎，无酸腐味或其他异味，可出现口干渴但喜热饮、手足厥冷的症状。热吐多由胃火炽盛，或热邪犯胃所引起，常伴随口渴、小便短赤等症状。肝气犯胃型呕吐多由情志不畅，肝气郁结所致，其呕吐物中带有酸苦味，打嗝时也带有酸腐气味。

针对不同的病因，可饮用不同功效的药茶来缓解症状：寒吐应选用具有温中散寒、和胃止呕功效的药茶；热吐应选用具有清胃泻火、降逆止呕的功效的药茶；肝气犯胃型呕吐，应选用具有疏肝和胃、降逆止呕功效的药茶。

生姜饴糖茶

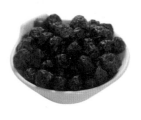

用料： 生姜10克，饴糖30克，红茶适量。

制作方法：

1.生姜清洗干净，切成碎块或细丝状，放入保温杯中。

2.加入饴糖、红茶，沸水冲泡，加盖闷3~5分钟。

服用方法： 顿服或频饮，每日1剂。

药茶功效： 解表散寒、和胃止呕，适用于寒吐。

芹菜根茶

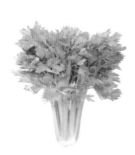

用料： 鲜芹菜根10克，甘草15克，红茶5克，鸡蛋1枚。

制作方法：

1.鲜芹菜根、甘草清洗干净，放入锅中，加水煎汤。

2.将药汁分为两份，一份与鸡蛋混合后服用，另一份放入红茶饮服。

服用方法： 每日1剂。

药茶功效： 和胃健脾，适用于反胃呕吐。

乌梅茶

用料： 乌梅12克，绿茶3克，冰糖适量。

制作方法：

1.乌梅洗净，放入保温杯中。

2.加入绿茶、冰糖，沸水冲泡，加盖，闷泡15分钟，即可饮用。

服用方法： 频饮，每日1剂。

药茶功效： 养胃止呕，适用于呕吐。

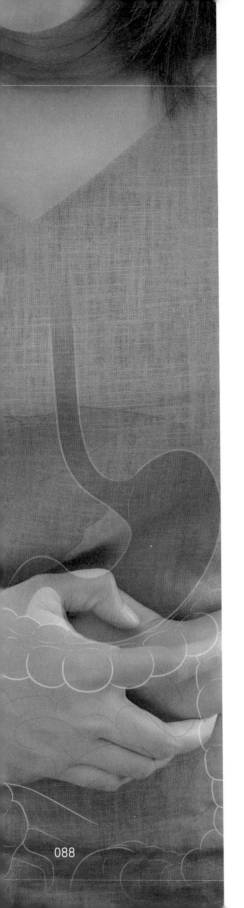

消化性溃疡

消化性溃疡主要指发生在胃部和十二指肠上的慢性溃疡，溃疡的形成有各种因素,其中酸性胃液对黏膜的消化作用是溃疡形成的基本因素。胃溃疡患者多在进食后1小时内身体出现疼痛症状，其压痛点常位于中上腹部或在剑突下和剑突下偏左处；十二指肠溃疡患者多在两餐之间身体出现疼痛症状，其痛点多在中上腹部，或在脐上方。此外消化性溃疡患者还可能伴随吞酸、恶心、呕吐、消化等症状。

消化性溃疡的病因复杂，主要包括以下几个因素：个体体质因素，如脾胃虚弱、肝气郁结等，这是消化性溃疡发生的内在基础；不良生活习惯因素，如饮食不节、过食肥甘厚味、劳累过度等，这些不良生活习惯都会损伤脾胃，导致运化失常，湿热内生，进而形成溃疡；忧思恼怒、七情刺激等情志因素，和外感寒湿、湿热等邪气因素也可引发消化性溃疡。

用药茶缓解消化性溃疡症状时，应选具有健脾理气功效的中药材。同时，要注意改善生活习惯，增强免疫力，预防疾病的发生。

橘皮枣茶

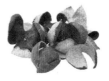

用料： 橘皮10克，大枣10枚。

制作方法：

1.橘皮撕碎；大枣对半切开、去核、炒焦；以上用料一同放入保温杯中。

2.沸水冲泡，加盖，闷泡10分钟。

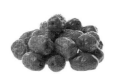

服用方法： 每日1剂，分2次饮用。

药茶功效： 理气和中，适用于消化性溃疡、胃脘痛。

甘橘茶

用料： 橘皮10克，甘草5克。

制作方法：

1.橘皮切丝，与甘草同放入保温杯中。

2.沸水冲泡，加盖，浸泡5~10分钟。

服用方法： 每日1剂。

药茶功效： 健脾理气，适用于消化性溃疡。

藤瓜茶

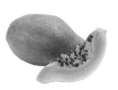

用料： 干藤瓜（或木瓜）60克，绿茶0.5克。

制作方法：

1.干藤瓜（或木瓜）清洗干净、切片，放入锅中。

2.加入500毫升清水，煮沸5分钟。

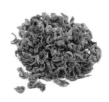

3.加入绿茶，浸泡片刻即可。

服用方法： 每日1剂分3次，饭后饮用。

药茶功效： 健脾胃、利水通淋，适用于胃溃疡及十二指肠溃疡。

慢性胃炎

慢性胃炎，是临床常见的消化系统疾病之一。其发病率通常与年龄、性别、饮食习惯等因素有关，城市居民的发病率往往高于农村居民。慢性胃炎的症状主要有上腹部胀满疼痛，进食后症状会加重，或者出现消化不良、食欲减退、胀满嗳气、吞酸、恶心呕吐、口苦、腹泻等，常反复发作。如果病情发展到后期，还可能出现营养不良。

一般而言，慢性胃炎大多是由暴饮暴食、过食刺激性食物，或大量饮酒等不良饮食习惯所引起。此外，当人体外感风、寒、暑、湿、燥、火时，这些邪气可能结聚于胃脘部，阻滞中焦气机，从而导致脾胃功能失调而发病。长期情绪抑郁、多思多虑以及体质较差者也易罹患慢性胃炎。

慢性胃炎导致的胃脘痛根据病情可分为寒证、热证、虚证、实证、气病、血病等。用药茶缓解慢性胃炎带来的疼痛时，患者可根据自身的情况选择不同功效的药茶。如疼痛无休止、绵绵作痛，则为寒证，治疗应以温中散寒、暖胃止痛为主；如疼痛时作时止，且有烧灼感，则为热证，治疗应以清热解毒、养阴生津为主；如按压能够缓解疼痛，但疼痛持续时间长，缠绵不愈，则为虚证，治疗应以健脾和胃、益气养血为主；如按压时疼痛加剧，则为实证，治疗应以疏肝理气为主；如疼痛表现为窜痛，则为气病，治疗应以理气止痛、疏肝解郁为主；如疼痛位置固定不变，则为血病，治疗应以活血化瘀、通络止痛为主。

平胃茶

用料： 苍术15克，厚朴、陈皮各9克，甘草4克，生姜2片，大枣2枚。

制作方法：

1.以上用料（生姜、大枣除外）共研为粗末，混匀备用。

2.每次取10~15克粗末，放入保温杯中。

3.加入生姜，大枣，沸水冲泡，加盖，闷泡30分钟。

服用方法： 每日1剂，分3次饮用。

药茶功效： 行气和胃、燥湿健脾，适用于慢性胃炎、胃下垂等疾病。

佛手茶

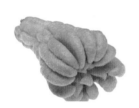

用料： 鲜佛手12~15克。

制作方法：

1.鲜佛手清洗干净，切成片，放入茶杯中。

2.开水冲泡即可饮用。

服用方法： 每日1剂。

药茶功效： 芳香理气、健胃止呕、止痛，适用于慢性胃炎。

参斛茶

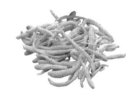

用料： 太子参15克，石斛10克，五味子6粒。

制作方法：

1.以上用料共研为粗末，放入杯中。

2.沸水冲泡，加盖，闷泡10~15分钟，滤出茶汤，即可饮用。

服用方法： 每日1剂。

药茶功效： 益气生津，适用于慢性胃炎。

慢性肠炎

慢性肠炎指长期慢性或反复发作的腹痛、腹泻及消化不良等症状的肠炎。在中医理论中，被归类为"泄泻"或"腹泻"的范畴，一年四季，男女老少都可能发病。

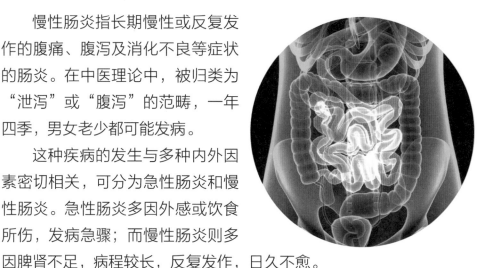

这种疾病的发生与多种内外因素密切相关，可分为急性肠炎和慢性肠炎。急性肠炎多因外感或饮食所伤，发病急骤；而慢性肠炎则多因脾肾不足，病程较长，反复发作，日久不愈。

用药茶缓解慢性肠炎带来的不适时，应以调和脾胃、温阳止泻为主要原则。同时，也要注重饮食调养和情志调节，以促进病情的恢复和防止复发。

柚子姜茶

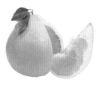
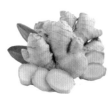

用料： 柚子皮9克，生姜2片，绿茶6克。

制作方法：

1.柚子皮洗净、切细，与生姜、绿茶一同放入茶壶中。

2.沸水冲泡，加盖闷15分钟，即可饮用。

服用方法： 每日1剂。

药茶功效： 温脾、理气、止泻，适用于腹泻如水样，腹中冷痛。

石膏竹叶茶

用料： 生石膏50克，鲜竹叶40克，白扁豆15克，荷蒂1个。

制作方法：

1.生石膏洗净、煎熟，与其他用料一同放入锅中。

2.加入适量清水，煎汤2次，合并药液，即可饮用。

服用方法： 每日1剂。

药茶功效： 清热祛湿、健脾止泻，适用于慢性肠炎之腹泻。

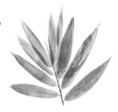

大黄茶

用料： 生大黄15克。

制作方法：

1.生大黄研为粗末，放入茶杯中。

2.沸水冲泡，加盖闷5分钟。

服用方法： 顿服，再泡再饮。

药茶功效： 泻火解毒、凉血止血，适用于肠炎。

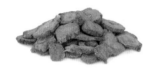

六合茶

用料： 藿香、杏仁、木瓜、苍术各45克，川厚朴、党参各30克，半夏、赤茯苓、扁豆各60克，砂仁、甘草各15克，绿茶120克，生姜2片、大枣2枚。

制作方法：

1.以上用料（生姜、大枣除外）挑拣干净，共研为粗末，和匀，备用。

2.每次取9克粗末，放入杯中，加入生姜、大枣。

3.沸水冲泡，加盖，闷泡20分钟。

服用方法： 每日1剂，分2次饮用。

药茶功效： 理气化湿、健脾止泻，适用于脾胃久虚、腹胀腹泻等症。

慢性肝炎

　　慢性肝炎是指肝脏长期存在炎症并出现肝功能异常的一种疾病。常见于肝区疼痛、头昏乏力、面色少华、肝脾大、口苦胁痛，伴随持续性的疲倦和精力不足、食欲减退、感到恶心或呕吐等。

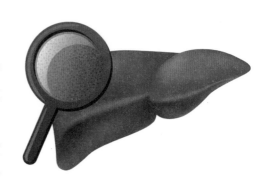

　　患者在患有急性肝炎时，若没有得到及时、有效的治疗，或者治疗并未完全清除体内的病邪，导致病情未能得到根本性的控制，就容易转化为慢性肝炎，使得肝脏长期受到损害，影响人体健康。患者可根据具体病情，选用具有疏肝理气、健脾化湿、滋补肝肾、活血化瘀功效的药茶，辅助治疗慢性肝炎，以调节机体阴阳平衡，恢复脏腑功能，从而达到治疗慢性肝炎的目的。

白术香附茶

用料： 白术、制香附、虎杖各15克。

制作方法：

1.以上用料洗净，研为粗末，放入保温杯中。

2.沸水冲泡，加盖，闷泡20分钟。

服用方法： 每日1剂。

药茶功效： 疏肝健脾、清热利湿，适用于慢性肝炎。

灵芝甘草茶

用料： 灵芝6克，甘草5克。

制作方法：

1.以上用料共研为粗末，放入保温杯中。

2.沸水冲泡，加盖，闷泡15分钟。

服用方法： 每日1剂。

药茶功效： 补益肝气、保肝强身，适用于慢性肝炎。

丹参茶

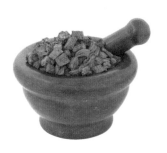

用料： 丹参30克。

制作方法：

1.丹参用清水冲洗干净，研为粗末，放入保温杯中。

2.沸水冲泡，加盖，闷20分钟。

服用方法： 每日1剂。

药茶功效： 活血化瘀，适用于肝硬化。

黄花菜大枣茶

用料： 黄花菜10克，生甘草8克，五味子5克，大枣20枚。

制作方法：

1.以上用料洗净捣碎，放入保温杯中。

2.沸水冲泡，加盖，闷泡5~10分钟。

服用方法： 每日1剂。

药茶功效： 益气健脾、清热解毒，适用于慢性肝炎。

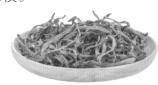

脂肪肝

当肝的脂肪含量超过肝重量(湿重)的10%时，即意味着患上了脂肪肝。一般情况下，脂肪肝患者没有明显的自觉症状，少数患者可能出现消化功能障碍，如食欲减退、腹胀、嗳气等不良症状，还可能出现肝区不适、隐隐作痛等。脂肪肝会导致肝功能异常，如谷丙转氨酶和谷草转氨酶水平升高，严重的情况

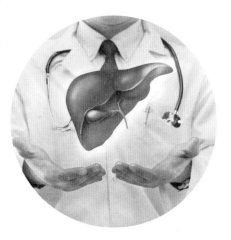

下，可能导致肝肿大。如果不及时治疗和控制，脂肪肝可能发展为肝纤维化、肝硬化甚至肝癌等严重后果。现实生活中，脂肪肝并不少见，尤其是肥胖体质的人群更容易诱发脂肪肝。

引发脂肪肝的病因较为复杂：长期摄入高胆固醇的食物，以及过量饮酒，会使得湿热内生，痰湿凝聚，最终这些病理产物会积聚于肝，从而形成脂肪肝；当脾胃功能减弱，气血生化无源，加之肝疏泄功能失常，也会导致痰湿内生积聚于肝。此外，长期营养不良会导致肝代谢功能下降，使得脂肪在肝内堆积，久而久之也会发展成为脂肪肝。

预防和治疗脂肪肝需要考虑多种因素，包括改善饮食习惯、调节情志、增强体质、治疗原发疾病等。同时，定期体检和早期干预也是预防脂肪肝恶化的重要手段。此外，还可以选择饮用具有特定功效的药茶辅助治疗脂肪肝。

大枣芹菜茶

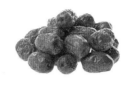

用料： 大枣10枚，连根芹菜120克。

制作方法：

1.连根芹菜清洗干净，大枣去核；以上用料共捣碎，放入杯中。

2.加入沸水，盖上盖，闷泡5~10分钟。

服用方法： 每日1剂。

药茶功效： 补中益气、清肝热、祛风利湿，适用于脂肪肝。

山楂茶

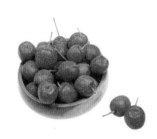

用料： 生山楂30克。

制作方法：

1.生山楂清洗干净，对半切开，去核。

2.处理好的生山楂放入锅中，加水煎汤饮用。

服用方法： 每日2剂。

功效主治： 破气行瘀、消积化滞，适用于脂肪肝。

消脂益肝茶

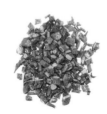

用料： 柴胡、丹参、北山楂、白芍、枳壳各2克，铁观音茶40克。

制作方法：

1.将前5种用料共研为粗末，与铁观音茶混匀，装入茶袋中，每茶袋10克。

2.每次取1茶袋，放入茶杯中，沸水冲泡,即可饮用。

服用方法： 每日2茶袋。

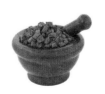

药茶功效： 疏肝健脾、理气化瘀、扶正消脂，适用于脂肪肝、高脂血症。

肾炎

肾脏主藏精华，是人体先天之本，肾气充足则身体健康，肾气虚弱则会出现各种疾病，包括肾炎。肾炎，可以分为急性肾炎和慢性肾炎两大类，急性肾炎多见于未成年人，而慢性肾炎则多见于中老年人。尿液异常是肾炎的主要表现之一，可出现尿色改变、尿频、尿急、尿痛等症状，有时肾区会出现隐痛或者剧痛。由于肾脏滤过功能受损，导致体内水钠潴留，肾炎患者还可能出现水肿，最常见的水肿部位是眼睑、面部、手脚等处，尤其是早晨起床时更为明显。

肾炎的病因主要与脏腑功能失调有关，但其根本在肾，肾气不足易生水湿痰饮；肾阳虚弱水液不得气化；肾阴亏虚虚火内生，灼伤阴液，进一步加重水液代谢紊乱，这些都会导致体内水液代谢障碍，形成水肿、蛋白尿等肾炎表现。患者在日常生活中需要注意调理脏腑功能，同时可饮用具有利水消肿、健脾益肾功效的药茶，以达到缓解症状、保护肾功能的目的。

左归茶

用料： 熟地黄240克，淮山药、枸杞子、山茱萸、菟丝子、鹿角胶、龟甲胶各120克，川牛膝90克。

制作方法：

1.以上用料共研为粗末，和匀，备用。

2.每日取120克粗末，加水煎沸后，装入保温杯中。

3.盖上盖，闷泡20~30分钟，

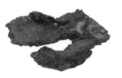

服用方法： 不拘时分次饮用。

药茶功效： 滋阴补肾、益精固本，适用于慢性肾炎。

决明茶

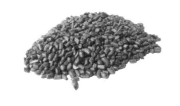

用料： 决明子30克。

制作方法：

1.决明子清洗干净，放入保温杯中。

2.沸水冲泡，加盖，闷泡10～15分钟。

服用方法： 不拘时分次饮用。

药茶功效： 清肝养阴，适用于慢性肾炎、高血压病。

六味地黄茶

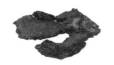

用料： 熟地黄24克，山茱萸、淮山药各12克，泽泻、茯苓、牡丹皮各9克。

制作方法：

1.以上用料共研为粗末，和匀备用。

2.每次取30克粗末，放入热水瓶中。

3.沸水冲泡，加盖，闷泡20分钟。

服用方法： 不拘时分次饮用，每日1~2剂。

药茶功效： 滋补肝肾，适用于慢性肾炎为高血压型。

益肾茶

用料： 生黄芪15克，半枝莲、半边莲、生茜草、生蒲黄、丹参各9克。

制作方法：

1.将生蒲黄装入纱布袋内，其余用料共研为粗末。

2.纱布袋与粗末一同放入保温杯中。

3.沸水冲泡，加盖，闷泡15分钟。

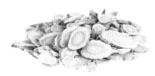

服用方法： 每日1剂。

药茶功效： 益气活血、清热利水，适用于肾炎。

尿路感染

尿路感染是由各种病原体引起的肾盂、输尿管、膀胱及尿道等部位的感染。以革兰氏阴性杆菌、淋病奈瑟菌及衣原体等感染最为常见。患者常会出现尿频、尿急、尿痛或灼热感、尿中带有异味、腹痛或腰痛等症状，也可能出现尿色变化，如发黄、混浊或含有血丝等。

尿路感染主要由细菌引起，致病菌的数量多、毒力强。人体的免疫功能低下时，容易发生尿路感染。同时，饮水不足会导致尿液浓缩，降低尿液对尿道的冲刷作用，也会增加感染的风险。

建议患者每日摄入3000毫升以上的水分，有助于稀释尿液并冲刷尿道，减少细菌在尿路中的停留时间。同时，每3到4小时排空膀胱一次，避免长时间憋尿导致尿液浓缩和细菌滋生。患者还要注意保持会阴部清洁干燥，勤换内裤；女性上完厕所后，卫生纸应由会阴部往后擦至肛门口，避免污染阴道口；房事前后及时清洗并排尿。用药茶辅助治疗尿路感染时，以利尿排毒、清热利湿、补肾益气为主。

凤尾尿感茶

用料： 海金沙、薜草各15克，凤尾草30克，绿茶5克。

制作方法：

1.海金沙、薜草、凤尾草清洗干净，放入锅中。

2.加入适量清水，煎沸15分钟。

3.加入绿茶，继续煎沸2分钟，取汁饮用即可。

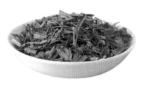

服用方法： 每日1剂。

药茶功效： 清热利湿、凉血解毒，适用于尿路感染、肾炎水肿、尿路结石等。

通草茶

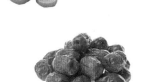

用料： 通草5克，大枣2枚，红糖适量。

制作方法：

1.通草、大枣清洗干净，放入锅中。

2.加入适量清水，大火煮沸，转小火煮10分钟。

3.加入红糖调味，即可饮用。

服用方法： 每日1~2剂。

药茶功效： 利尿排毒、抗菌消炎，适用于急性尿路感染、小便淋沥等。

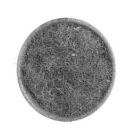

玉米须茶

用料： 玉米须10~20克。

制作方法：

1.玉米须清洗干净，放入杯中。

2.沸水冲泡，盖上盖，闷泡5分钟。

服用方法： 每日1剂。

药茶功效： 利尿消肿，适用于尿路感染。

黄芪瓜皮茶

用料： 黄芪、白茅根各30克，西瓜皮60克，肉苁蓉12克。

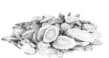

制作方法：

1.以上用料共研为粗末，放入茶壶内。

2.沸水冲泡，加盖，闷20~30分钟。

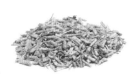

服用方法： 每日1剂。

药茶功效： 补肾益气、利尿解毒，适用于慢性尿路感染。

贫血

贫血是指血液中红细胞数量或质量不足，导致血液携氧能力下降，从而引起全身组织器官供氧不足的一种病理状态。患者容易出现疲劳和乏力、头晕和头痛、呼吸急促和心悸、皮肤苍白、消化不良和食欲减退、失眠和注意力不集中等症状。血红蛋白是红细胞中的一种重要成分，其主要作用是运输氧气，贫血时，血液中的血红蛋白数量不足，导致身体输送氧气的能力变差，因此出现以上症状。

贫血通常与气血不足、脾胃虚弱、肾气亏虚等因素有关。中药治疗贫血有明显的优势，疗效显著，能够治本，不良反应较小。因此，可通过饮用具有补血养血、滋阴润燥等功效的药茶来帮助调理贫血。此外，铁是造血的关键元素，日常生活中患者应多吃富含铁的食物，如动物肝脏、瘦肉、蛋黄、豆类以及黑木耳、菠菜等；还需适当补充维生素C，这有助于促进铁的吸收，如多食用橙子、柑橘、猕猴桃、草莓等新鲜水果。

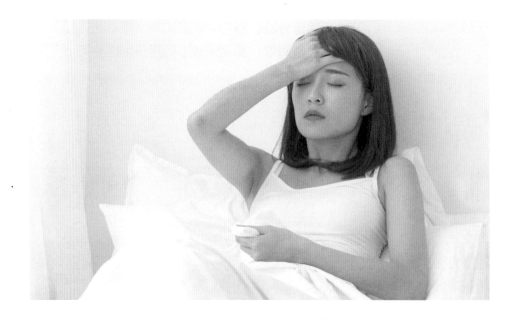

当归补血茶

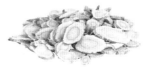

用料： 生黄芪30克，当归6克，大枣10枚。

制作方法：

1.生黄芪、当归清洗干净，放入锅中；大枣去核。

2.锅中加入1000毫升水，大火煮沸，转小火煎煮30分钟。

3.加入无核大枣，继续煎煮15分钟。

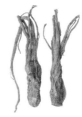

药茶功效： 补血养血、滋阴润燥，适用于失血性贫血。

龙眼养血茶

用料： 龙眼肉10克，冰糖3克。

制作方法：

1.龙眼肉去核，洗净，与冰糖一同放入杯中。

2.沸水冲泡，即可饮用。

服用方法： 每日1剂。随泡随饮。

药茶功效： 滋补养血、调理气血，适用于贫血、失眠、心悸多梦等。

鸡血藤茶

用料： 鸡血藤、生地黄各30克。

制作方法：

1.鸡血藤、生地黄共研为粗末，放入保温杯中。

2.沸水冲泡，盖上盖，浸泡30分钟。

服用方法： 每日1剂。

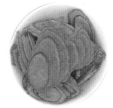

药茶功效： 补血养血、活血通络，适用于贫血。

神经衰弱

神经衰弱是由大脑皮质兴奋与抑制功能平衡失调，引起的一类功能性疾病。在发病的过程中，身体内部的功能运行通常处于低迷状态，常表现为情绪不稳定、失眠、疲倦、注意力不集中、思维不清晰等，伴有肌肉紧张、头痛、颈部不适等症状。

中医理论中提到，一个人的意识、思维、情志等活动，大部分都和心、肝等脏器的生理功能有关系。因此，神经衰弱的发生，必然和心、肝等脏腑功能活动的衰退与亢进有关，同时也和脾、肾功能的运行状态有密切的关系。用药茶辅助治疗神经衰弱时，选用药材的功效应以滋补肝肾、理气解郁、补气养阴为主。

此外，患者在日常生活中，要培养豁达的性格，学会控制情绪，不要遇事就发火，要理性对事和待人。因工作时间过长造成头晕时，用双手揉按太阳穴能得到很好的缓解；身体感到疲惫时可以用温水擦身子，全身的肌肉都能得到放松，但是注意不要感冒；压力过大时可以出去散步或旅游。以上做法都对神经系统有着良好的调节作用。

龙眼栗子茶

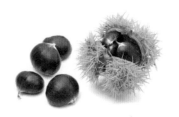

用料： 栗子10克，龙眼肉15克。
制作方法：
1.以上用料切碎，放入茶杯中。
2.沸水冲泡，加盖，闷泡15~20分钟。
服用方法： 每日1剂。
药茶功效： 益气、敛阴、安神，适用于神经衰弱。

脑清茶

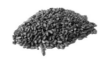

用料： 炒决明子250克，甘菊、夏枯草、橘饼、何首乌、五味子各30克，麦冬、枸杞子、桂圆各60克，桑葚120克。

制作方法：

1.以上用料共研为粗末，和匀备用。

2.每次取15克粗末，放入保温杯中。

3.开水冲泡，加盖，闷泡15分钟。

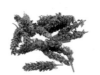

服用方法： 每日2剂。

药茶功效： 清肝明目、荣脑益智，适用于神经衰弱。

茉莉茶

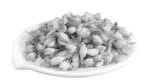

用料： 茉莉花、石菖蒲各6克，青茶10克。

制作方法：

1.以上用料共研为粗末，放入保温杯中。

2.沸水冲泡，加盖，闷泡5~10分钟。

服用方法： 每日1剂。

药茶功效： 理气活血、散风祛湿，适用于神经衰弱。

党参麦冬茶

用料： 党参15克，麦冬12克，五味子10克。

制作方法：

1.以上用料共研为粗末，放入保温杯中。

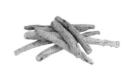

2.沸水冲泡，浸泡5~10分钟。

服用方法： 每日1剂。

药茶功效： 益气、敛阴、安神，适用于神经衰弱。

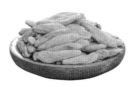

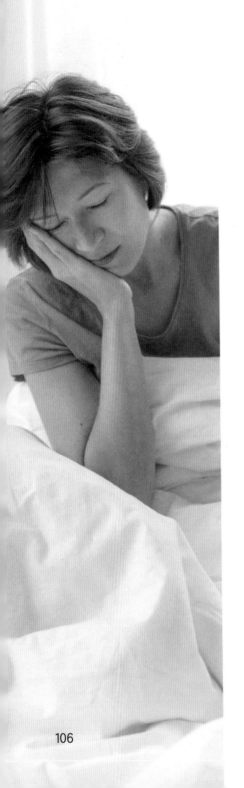

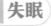 失眠

　　失眠是指无法入睡或无法保持睡眠状态，导致睡眠不足的一种生理状态。随着生活节奏加快，工作压力增强，白天焦虑，晚上烦闷，失眠成为许多现代人的通病。

　　失眠的病位主要在心，而心神失养是发病的主要原因之一。心主神明，是精神意识活动的中枢，能够主宰人体的生命活动和意识思维。当心神得到充足的滋养时，人就能保持正常的睡眠状态；而一旦心神失养，就会导致失眠。心神失养可能由多种原因引起：心血不足，导致心神失养；思虑过度、情志抑郁会影响肝的疏泻功能，导致心神失养；脏腑功能失调如肝火旺盛、痰热扰心等也可能引起心神失养。

　　因此，用药茶辅助治疗失眠时，选用药材的功效应以养心安神、补益心血、调和脏腑为主。此外，平时还要注意加强精神修养，避免五志过极造成失眠。

安神茶

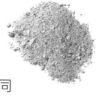

用料： 龙齿9克，石菖蒲3克。

制作方法：

1.龙齿煅过并研碎；石菖蒲切碎；龙齿碎和石菖蒲碎一同放入保温杯中。

2.沸水冲泡，加盖，闷泡30分钟；或加水煎汤饮用。

服用方法： 每日1剂。

药茶功效： 宁心安神，适用于失眠。

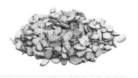

桑葚茶

用料： 桑葚子15克，冰糖适量。

制作方法：

1.桑葚子捣碎，放入茶杯内。

2.加入冰糖，沸水冲泡，即可饮用。

服用方法： 每日1剂。

药茶功效： 滋补肾阴、清心降火，适用于失眠，症见心烦不寐、头晕耳鸣、心悸等。

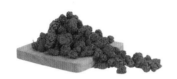

玉竹茶

用料： 玉竹10克。

制作方法：

1.玉竹研为粗末，放入茶杯内。

2.开水冲泡，加盖，闷泡5~10分钟。

服用方法： 每日1剂。

药茶功效： 养阴润燥、生津止渴，适用于心烦失眠、消渴多饮等。

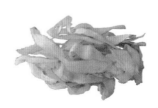

中暑

中暑，指人体暴露于高温环境中或者在炎热的气候条件下，身体无法适应高温，导致体温调节中枢功能障碍的一种急性疾病。轻度中暑患者的主要症状表现为头痛、头晕、口渴、多汗，以及体温持续上升等。严重者可能会突然晕厥，口噤，甚至出现抽筋。

当环境温度超过32℃，湿度大于60%，且缺乏良好的通风条件时，人体难以通过出汗等方式有效散热，就容易发生中暑，这种环境常见于夏季的户外、高温车间、拥挤的公共场所等；此外，人体的体温调节中枢异常、汗腺功能障碍、患有基础疾病等因素都会导致中暑。

中暑后，患者应大量饮水，以补充因出汗而流失的水分和电解质，可以适当地饮用一些具有清心除烦、消暑解渴功效的药茶。此外，还需要注意尽量避免在高温、高湿或强烈阳光下长时间停留。如果必须在户外工作，应选择阴凉处或使用遮阳伞、遮阳帽等防晒工具，定时休息，避免过度劳累。

菊花茶

用料： 菊花6克，绿茶适量。
制作方法：
1.菊花清洗干净，与绿茶一同放入杯中。
2.开水冲泡，加盖，浸泡5~10分钟。
服用方法： 每日1剂或2剂。
药茶功效： 消暑、解渴、爽神，适用于中暑后发热、口渴、烦躁等症。

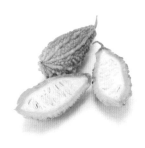

苦瓜茶

用料： 苦瓜1个，绿茶适量。

制作方法：

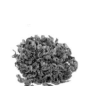

1.苦瓜上端切开，留盖，挖去瓤，装入绿茶。

2.盖上苦瓜盖，挂通风处阴干。

3.阴干后取下苦瓜清洗干净，同绿茶一起切碎。

4.每次取5~10克碎末，加入适量沸水，加盖，闷泡15~30分钟。

服用方法： 每日2剂。

药茶功效： 清热、消暑、除烦，适用于中暑发热、口渴烦躁、小便不利。

竹叶清心茶

用料： 淡竹叶15克，甘草10克，薄荷3克，绿茶1.5克，白糖适量。

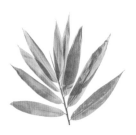

制作方法：

1.淡竹叶、甘草清洗干净，放入锅中，加入清水800毫升，煎煮10分钟。

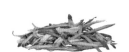

2.放入薄荷、绿茶，煎沸3分钟。

3.加入白糖，待白糖溶化，即可饮用。

服用方法： 每日1剂。

药茶功效： 清心除烦、消暑祛湿，适用于夏感暑热、口渴心烦、小便赤黄等。

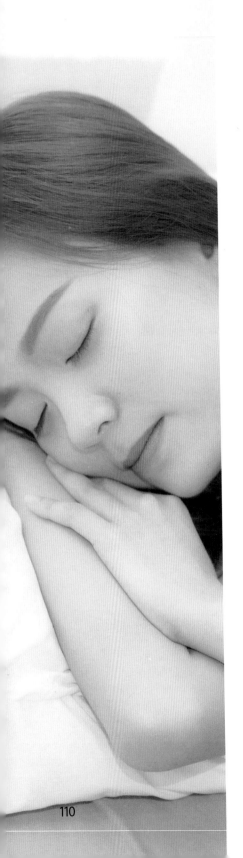

自汗、盗汗

　　自汗是指不因劳累活动，不因天热及穿衣过暖和服用发散药物等因素而自然汗出的表现；盗汗是指夜间入睡后汗液分泌异常增多的现象。自汗常伴随全身乏力、头晕、心悸气短、食欲下降等症状；盗汗常伴随口干舌燥、乏力困倦、失眠多梦、手足心热等症状。

　　自汗、盗汗主要是由肺卫不固，即肺气虚弱，导致阴阳失调而引起的。药茶调理自汗、盗汗多以益气固表、滋阴降火、清化湿热、除烦止汗为主。患者在日常生活中还应该注意加强体育锻炼，增强体质，注意劳逸结合，避免烦劳过度；保持精神愉快，避免思虑太过，注意饮食调节，少食辛辣厚味，摸索出对自己病症有利或有弊的饮食宜忌规律，进行最适合自己的食疗调养；身体若出现虚损，应及时进行调理。同时，适当调节一下居住环境的温度与湿度，如阴虚血热者的居住环境就应稍偏凉一些。

三地茶

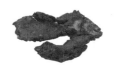

用料： 生地黄、熟地黄各30克，地骨皮9克。

制作方法：

1.以上用料共制为粗末，放入保温杯中。

2.用沸水冲泡，加盖，闷泡30分钟。

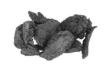

服用方法： 每日1剂。

药茶功效： 滋阴、清热、止汗，适用于盗汗。

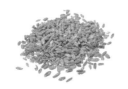

二麦茯苓茶

用料： 浮小麦30克，茯苓15克，麦冬12克。

制作方法：

1.以上用料共研为粗末，放入保温杯中。

2.沸水冲泡，加盖，闷泡20分钟。

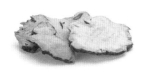

服用方法： 每日1剂。

药茶功效： 益气敛阴、除热止汗，适用于盗汗。

麻黄小麦茶

用料： 麻黄根9克，浮小麦30克。

制作方法：

1.麻黄根、浮小麦清洗干净，放入锅中。

2.加入适量清水，煎沸30钟。

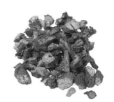

服用方法： 每日1剂。

药茶功效： 益气固表、除烦止汗，适用于自汗。

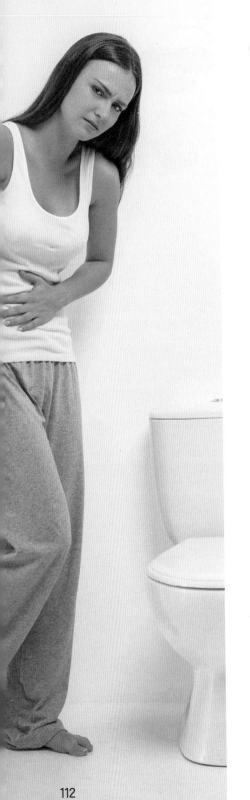

便血

便血，即消化道出血从肛门排出的现象，由多种原因造成。

便血主要由肠腑燥结、血热、脾胃功能受损等因素引起：肠腑燥结通常与便秘或大便干燥有关，当肠道内的大便过于干燥或坚硬时，排便过程中可能会损伤肠道黏膜或肛门周围的血管，导致便血；血热是指体内有热邪存在，热邪迫使血液妄行，从而引发便血，这种热邪可能来源于肠道内的炎证、感染或其他热性病症；脾胃功能受损通常由长期饮食不节、劳累过度等因素导致，进而影响到气血运行，引起便血。

不同类型的便血，选择饮用的药茶也有所不同。肠腑燥结型便血，应选择功效以润肠通便、清热泻火为主的药茶；血热型便血，应选择功效以清热凉血、止血为主的药茶；脾胃功能受损型便血，应选择功效以温中健脾、益气摄血为主的药茶。同时，患者在日常生活中也应注意饮食调养和生活习惯的调整，以预防和减少便血的发生。

止血茶

用料： 白茅根、地榆炭各15克。

制作方法：

1.白茅根、地榆炭清洗干净，放入保温杯中。

2.沸水冲泡，加盖，闷泡15分钟。

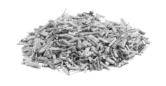

服用方法： 每日1剂。

药茶功效： 凉血、止血，适用于便血。

仙榆茶

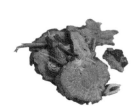

用料： 地榆炭15克，仙鹤草、侧柏叶各20克。

制作方法：

1.以上用料共研为粗末，放入保温杯中。

2.沸水冲泡，加盖，闷泡20~30分钟；或加水煎汤，取汁。

服用方法： 每日1剂。

药茶功效： 凉血、止血，适用于血热型便血。

木耳芝麻茶

用料： 黑木耳60克，黑芝麻10克。

制作方法：

1.将砂锅洗净，置火上烧热，下入30克黑木耳炒熟，装碗备用。

2.下入黑芝麻，略炒出味，加入清水1500毫升；下入生、熟黑木耳用中火煮沸，30分钟后起锅，滤渣取汁即可饮用。

服用方法： 每日2剂，每剂饮20毫升。

药茶功效： 凉血止血、润肠通便，适用于血热便血、痔疮便血、肠风下血、痢疾下血等。

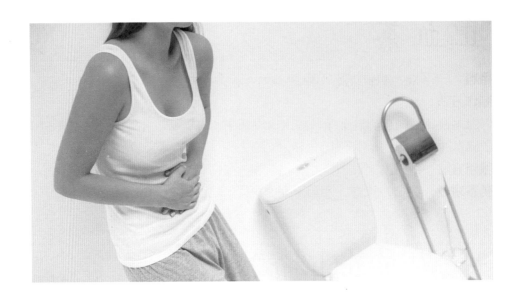

小便异常

　　小便异常在临床上并不少见，是许多疾病的常见症状之一，主要表现为尿频（指排尿次数明显增多，但每次尿量不一定增加，甚至减少），其次是尿急、尿痛（指排尿有急迫感，不易控制，尿道或会阴部有疼痛感）。部分患者会出现排尿不畅、排尿紧张、尿流力度减弱、尿线变细，以及尿失禁的症状。

　　小便异常常被视为水液代谢失调的表现，其病因复杂多样，与五脏功能失调、气血津液异常等多种因素有关，包括湿热下注、肾气不足、肾阳虚等，还可能由尿路病变，妨碍尿液下行而引发。用药茶辅助调理小便异常时，应选具有利尿、清热、解毒、健脾功效的中药材。

双草茅根茶

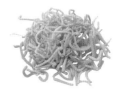

用料： 白茅根30克，灯心草、通草各3克，绿茶6克。

制作方法：

1.白茅根、灯心草、通草共捣为粗末，放入茶杯中。

2.放入绿茶，沸水冲泡，即可饮用。

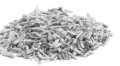

服用方法： 每日1剂。

药茶功效： 清热利尿，适用于小便不利。

山楂益母草茶

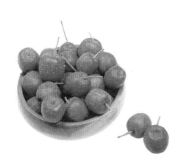

用料： 山楂片、益母草各12克。

制作方法：

1.以上用料共研为粗末，放入保温杯中。

2.沸水冲泡，加盖闷15分钟，即可饮用。

服用方法： 每日1剂。

药茶功效： 利尿通闭，适用于小便不利。

车星茶

用料： 满天星、车前草各30克。

制作方法：

1.以上用料共研为粗末，放入保温杯中。

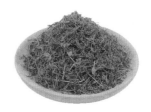

2.用沸水冲泡，加盖闷5~10分钟，即可饮用。

服用方法： 每日1剂。

药茶功效： 清热利尿，适用于小便不通。

便秘

便秘，又称"功能性便秘""习惯性便秘"，是一种常见的消化系统疾病，中老年人发病率较高。当大肠传导功能失常，粪便在体内停留时间过长，粪质干燥或坚硬，即可形成便秘，常表现为大便硬、排便次数少、排便困难、腹部不适等。过量食用辛辣、肥甘厚味，饮食过少、缺乏水分，久坐少动等不良生活习惯，都会导致大肠传导失职，进而造成便秘。

用药茶调理便秘时，应选具有润肠通便功效的中药材，如松子仁、大黄、郁李仁、火麻仁等，这些药材能够增加肠道内的水分和润滑度，帮助大便顺利排出。同时，还要注重调整个人体质，以达到更好效果。养成定时排便、排便时集中注意力的好习惯；少吃油炸类食品，多吃含纤维素较多的蔬菜与水果；加强体育锻炼，不要久坐。

润肠茶

用料： 肉苁蓉60克，沉香30克，火麻仁10克。
制作方法：
1.肉苁蓉、沉香共捣为粗末，和匀，备用。
2.每次取20克粗末，放入保温杯中。
3.加入火麻仁，沸水冲泡，盖上盖，闷泡10分钟。
服用方法： 每日1剂，随时饮用。
药茶功效： 益精润燥、滑肠通便，适用于大便秘结，尤适用于老年人和产后体虚便秘者。

四仁通便茶

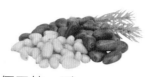

用料： 炒杏仁、松子仁、火麻仁、柏子仁各10克。

制作方法：

1.以上用料共捣碎，放入保温杯中。

2.沸水冲泡，加盖闷15分钟。

服用方法： 每日1剂。

药茶功效： 润肠通便，适用于便秘，症见大便干结、形体消瘦或眩晕耳鸣、心悸怔忡等。

芝麻大黄茶

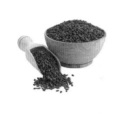

用料： 黑芝麻50克，大黄10克，绿茶5克。

制作方法：

1.黑芝麻、大黄共研为粗末，放入保温杯中。

2.加入绿茶，沸水冲泡，即可饮用。

服用方法： 每日1剂。

药茶功效： 泄热润燥、养血通便，适用于老年性便秘，症见大便秘结、面色萎黄、头晕目眩、心悸等。

黄芪白芍茶

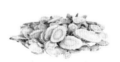

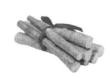

用料： 炒黄芪、山药、白芍各30克，炒党参15克，甘草12克。

制作方法：

1.以上用料共研为粗末，放入保温杯中。

2.沸水冲泡，加盖闷30分钟。

服用方法： 每日1剂，分3次饮用。

药茶功效： 补中益气、养血润肠，适用于便秘，症见大便秘而不结、舌淡苔白等。

膈痉挛

膈痉挛俗称"打呃"，主要是指患者的膈肌出现了不自主的痉挛，引起患者的呼吸肌收缩，使患者的喉部发出一种类似于打嗝的声音，当这种声音连续不断地出现时，就被称为膈痉挛。在膈痉挛期间，患者会感到腹部或胸部疼痛、食欲减退等。该病主要是由胃气上逆所致，而胃气上逆的原因有很多，如饮食不当、情志不畅、受寒受热等。

如果出现膈痉挛症状，患者可以尝试用深呼吸、屏气、喝水或转移注意力等方法来缓解。对于持续时间较长或症状较严重的膈痉挛，建议及时就医，根据医生建议进行针对性的治疗。

日常生活中，患者还可以适当饮用具有温胃降逆功效的药茶来防治膈痉挛；注意避免过快地进食，细嚼慢咽，减少空气的摄入；减少或避免摄入容易产生气体的食物，如碳酸饮料、洋葱、冰激凌、薄荷等；保持心情舒畅，避免紧张、忧虑和情绪波动；注意保暖，避免受凉。

刀豆子茶

用料： 刀豆子10克，生姜3片，绿茶3克，红糖适量。

制作方法：

1.刀豆子清洗干净，小火微炒至出香味，放入保温杯中。

2.加入生姜、绿茶，沸水冲泡，加盖闷5分钟。

3.根据个人口味加入红糖，即可饮用。

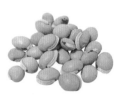

服用方法： 每日1剂。

药茶功效： 温胃、降逆、止呃，适用于膈痉挛。

麦冬竹茹茶

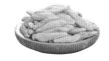

用料： 麦冬20克，竹茹10克，绿茶3克，冰糖10克。

制作方法：

1.麦冬、竹茹放入砂锅中。

2.加入清水400毫升，浸透，煎至约250毫升。

3.去渣取汁，泡入绿茶，调入冰糖搅匀，即可饮用。

服用方法： 代茶频饮。

药茶功效： 清热、降逆、止呃，适用于膈痉挛。

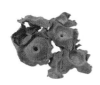

二蒂茶

用料： 柿蒂、南瓜蒂、刀豆各15～30克，红茶6克。

制作方法：

1.以上用料清洗干净，放入锅中。

2.加入适量清水，煎煮片刻即可。

服用方法： 每日1剂，分2次饮用。

药茶功效： 温胃止呃，适用于膈痉挛。

决明党参茶

用料： 石决明（煎）、党参各30克，柿蒂30枚。

制作方法：

1.以上用料共研为粗末，放入保温杯中。

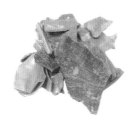

2.沸水冲泡，盖上盖，闷泡30分钟，即可饮用。

服用方法： 每日1剂。

药茶功效： 平肝、和胃、降逆，适用于膈痉挛。

妇科疾病

月经不调

月经不调指由各种原因引起的月经改变，月经过多、过少、经期延长、经间期出血、先期、后期、先后无定期等，是伴随月经周期前后出现的多种病症的总称。

当垂体前叶或卵巢功能异常时，就会发生月经不调。除了机体自身的原因，如患有子宫肌瘤、卵巢囊肿等，影响卵巢功能，导致月经不调之外，长期处于过度紧张、抑郁、不安的负面情绪，生活作息不规律、长期熬夜等不良生活因素，也会引起内分泌失调，导致卵巢功能异常，从而出现月经不调的症状。

患者可选择具有特定功效的药茶对其辅助调理，例如具有清热解毒、凉血止血功效的黑白茶。此外，日常生活中的自我调节也很重要，患者应适当调整心态；注意个人卫生；避免或少吃生冷、酸辣等刺激性食物；注意保暖，避免着凉；避免过度疲劳，养成规律作息；可选择适宜自身体质的有氧运动，如散步、慢跑等；经期女性还应补充足够的铁质，以预防缺铁性贫血。

四炭止血茶

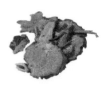
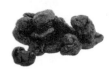

用料： 乌梅炭、棕榈炭、地榆炭各50克，干姜炭75克。

制作方法：

1. 以上用料共研为细末，用绢或纱布袋分装，每袋15克。
2. 每次取1袋，置于保温杯中。
3. 沸水冲泡，加盖，闷泡15分钟。

服用方法： 血止即可停药。

药茶功效： 固涩止血，适用于月经量多、崩漏不止。

黑白茶

用料： 墨旱莲、白茅根各30克，苦瓜根15克，冰糖适量。

制作方法：

1.墨旱莲、白茅根、苦瓜根切碎，放入保温杯中。

2.沸水冲泡，加盖闷30分钟。

3.服时可加入冰糖调味。

服用方法： 每日1剂。

药茶功效： 清热解毒、凉血止血，适用于月经过多、过期不止等。

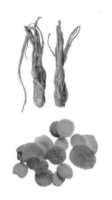

四物调经茶

用料： 当归、白芍、川芎、熟地黄各15克。

制作方法：

1.以上用料共研为粗末，用绢或纱布袋分装，每袋20克，备用。

2.每次取1袋，置于保温杯中。

3.沸水冲泡，加盖闷15分钟。

服用方法： 每日1~2剂，分2~3次温服。

药茶功效： 补血调经，适用于月经不调、痛经、闭经。

当归红茶

用料： 当归10克，红茶适量。

制作方法：

1.当归研为粗末，与红茶一同放入保温杯中。

2.沸水冲泡，加盖，闷泡5分钟。

服用方法： 每日1剂，分3次温服。

药茶功效： 补血、活血、调经，适用于月经不调、痛经、闭经、产后腹痛。

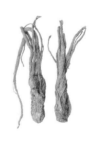

痛经

女性处于经期或行经前后，出现周期性的下腹部疼痛，伴有腰痛、腹胀、乳房胀痛等症状，称为痛经。大多数女性都会遇到一次或多次的痛经，尤其在青春期女性中较多见。痛经时，往往会有下腹部疼痛的感觉，严重者可伴有恶心呕吐、冷汗淋漓、手足厥冷，甚至昏厥。痛经通常是由于各种因素导致气血运行不畅，形成血瘀，影响经血正常排出，从而引发的疼痛，如情志不畅、肝气郁结或外邪侵袭等。

患者饮用药茶能够很好地缓解痛经带来的不适，例如红糖具有补血、散瘀、暖肝、祛寒的功效，生姜有补中散寒、缓解痛经的作用。红糖与生姜搭配的药茶，正好能补气养血、温经活血，特别适合患者饮用。

此外，患者在经期前两天千万不要着凉，可使用热水袋热敷下腹部来缓解痛经；多喝热水也有助于身体发热，加速身体的新陈代谢。痛经还可能由经期性交、外阴不洁等因素引发，因此，个人卫生万不可忽视。

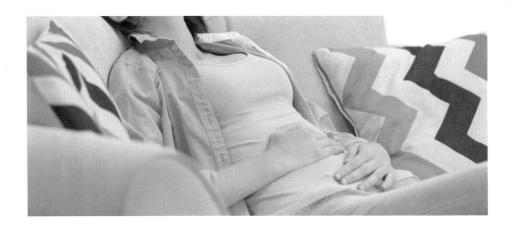

川芎红茶

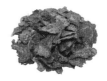

用料： 川芎、红茶各6克。

制作方法：

1.川芎、红茶用清水稍稍冲洗，放入保温杯中。

2.沸水冲泡，加盖闷15分钟。

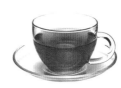

服用方法： 每日1剂。

药茶功效： 理气开郁、活血止痛，适用于经前腹痛、闭经等。

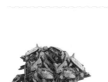

桂枝山楂茶

用料： 桂枝5克，山楂15克，红糖20克。

制作方法：

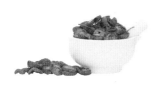

1.桂枝、山楂洗净，一同放入锅中。

2.加入2碗清水，小火煎成1碗，加入红糖，即可饮用。

服用方法： 每日1剂。

药茶功效： 温经散寒、活血止痛，适用于痛经。

山楂葵花籽茶

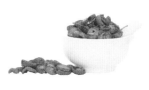

用料： 山楂30克，葵花籽15克，红糖60克。

制作方法：

1.山楂、葵花籽烤焦，研为粗粉，与红糖一同放入保温杯中。

2.沸水冲泡，即可饮用。

服用方法： 每日1剂，每日早、晚各服1次。经前1~2日开始服用，或经来即服，连用2个月经周期。

药茶功效： 活血化瘀、收敛镇痛、补中益气，适用于气血虚弱引发的痛经。

阴道炎是女性生殖道感染最常见的疾病之一，每个年龄阶段的女性都可能发病，且易反复发作，中医理论将其归为"带下病"的范畴。阴道炎患者普遍会出现阴道分泌物增多的情况，分泌物常伴有腥臭味，患者外阴常瘙痒难忍，部分患者还伴有外阴灼热等症状。

阴道炎的发生与肝、脾、肾三脏的功能失调以及风、湿、热等外邪的侵袭密切相关。湿热内蕴是阴道炎最常见的病因之一，阴道部位受潮湿环境影响，湿邪侵袭会阻滞经络，不利于气血运行，使得局部阴道黏膜发生炎症反应。此外，自身免疫力下降、接触不干净的环境、阴道菌群失衡等因素，也都会引发阴道炎。

建议患者每天用温水清洗外阴。清洗时，注意顺序，从前向后洗，防止肛门处的致病菌带到阴道口和尿道口。选择透气性好的内裤，如纯棉材质，避免穿紧身裤或尼龙、涤纶等材质的内裤，勤洗勤换，洗净后在阳光下晒干，以自然消毒。同时，注意饮食营养，增强体质。患者可以选择具有清热解毒、补脾益肾等功效的药茶辅助治疗。

红藤黄柏茶

用料： 红藤30克，黄柏12克，败酱草、白鸡冠花各10克，土茯苓24克，生谷芽、薏苡仁各30克。

制作方法：

1.以上用料清洗干净，放入锅中。

2.加入适量清水，煎汤2次，合并药液，即可饮用。

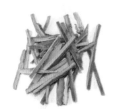

服用方法： 每日1剂。

药茶功效： 清热解毒、凉血燥湿，适用于带下病。

榴皮止带茶

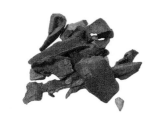

用料： 干石榴皮30克。

制作方法：

1.干石榴皮切碎，放入保温杯中。

2.沸水冲泡，加盖闷10～15分钟。

服用方法： 每日1剂。

药茶功效： 固涩止带，适用于阴道炎、崩漏、久泻等。

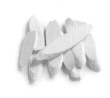

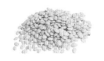

山药扁豆茶

用料： 炒山药、炒扁豆、芡实各30克。

制作方法：

1.以上用料共研为粗末，放入保温杯中。

2.沸水冲泡，加盖闷30分钟。

服用方法： 每日1~2剂。

药茶功效： 补脾益肾，适用于阴道炎。

苓术干姜茶

用料： 茯苓15克，白术15克，干姜6克，炙甘草20克。

制作方法：

1.以上用料共研为粗末，放入保温杯中。

2.沸水冲泡，加盖闷30分钟。

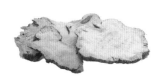

服用方法： 每日1剂。

药茶功效： 和胃补脾，适用于带下病。

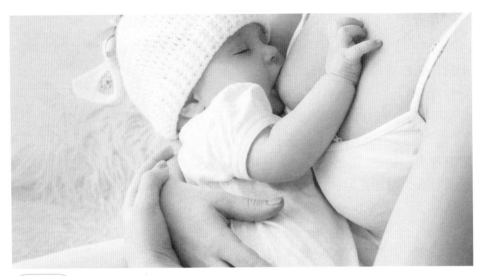

缺乳

缺乳，又称"乳汁不足"，是指哺乳期内，产妇乳汁甚少或全无，无法满足哺育婴儿的需求，婴儿可能因此出现挨饿、哭闹、体重不增等。在哺乳过程中，产妇可能出现乳房和乳头的问题，如乳头疼痛、乳腺堵塞、乳腺炎等，这些问题会进一步影响乳汁分泌。其主要原因有两个，一是分娩后产妇体内的气血不足，导致乳汁的来源减少；二是由于气滞血瘀，阻塞了乳腺，导致乳汁无法正常排出，从而引起缺乳。

患者可根据病因选择特定功效的药茶：乳房柔软而没有胀痛的感觉，则可能是由于气血虚弱所引起的，可以选用具有补气养血、通经活络功效的药茶来帮助改善乳汁分泌和促进气血恢复；乳房胀硬或疼痛，或者伴有身体发热等症状，则可能是由肝气郁结所引起的，可以选择具有疏肝解郁、通络催乳功效的药茶。此外，患者应注意改善饮食结构，多吃富含蛋白质的食物，如鸡蛋、牛奶等。同时，喝排骨汤、乌鸡汤等有助于促进乳汁分泌。注意多休息，保证充足睡眠，避免长时间熬夜和精神过度紧张。

鸡血藤茶

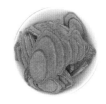

用料： 鸡血藤12克，桑寄生24克，大枣7枚。

制作方法：

1.以上用料清洗干净放入杯中。

2.加水煎2次，取2次煎液，混匀，即可饮用。

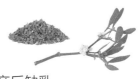

服用方法： 每日1剂。

药茶功效： 补中益气、养血活络，适用于气血虚弱型产后缺乳。

橘叶茶

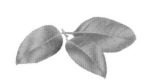

用料： 鲜橘叶、青皮、鹿角霜各25克，黄酒15毫升。

制作方法：

1.将前三种用料共研为粗末，放入保温杯中。

2.沸水冲泡，盖上盖，闷泡30分钟，兑入黄酒，即可饮用。

服用方法： 每日1剂。

药茶功效： 疏肝通乳，适用于气滞血瘀型产后缺乳。

解毒茶

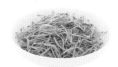

用料： 金银花、蒲公英各15克，绿茶3克。

制作方法：

1.金银花、蒲公英、绿茶洗净放入茶杯中。

2.冲入沸水，加盖泡15分钟。

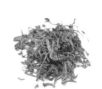

服用方法： 每日1剂。

药茶功效： 解毒催乳，适用于产后乳汁不下。

子宫脱垂

子宫脱垂是指由于盆底组织退化、创伤等因素导致盆底支持薄弱，进而发生的子宫从正常位置沿阴道下降，宫颈外口达坐骨棘水平以下，甚至子宫全部脱出阴道口外的现象。这一疾病多发于中老年妇女。子宫脱垂常见的症状之一是感觉到阴道不适或有下坠感，尤其在站立或行走时明显；也会因尿道受压出现排尿困难、尿急、尿频等症状，有些患者可能还会出现压力性尿失禁的情况。

气血虚弱是导致子宫脱垂的重要因素之一，这会导致子宫及其支持组织的肌肉、筋脉失去足够的支撑力，使得子宫位置不稳，易于下垂。此外，女性在生育过程中遭受的损伤、产后过早操劳、生育过多等，都会导致原本未恢复的子宫有不同程度的下移；与妇女本身体质较差、存在慢性疾病或者存在不良生活习惯等因素也有一定关系。

子宫脱垂轻度症状的患者，可每日进行适当的盆底肌训练，以帮助恢复。操作方法如下：用力收缩盆底肌并保持3秒钟以上，缓慢放松，每次连续做10~15分钟。每日进行2~3次训练，可以逐渐增强盆底肌的力量和耐力。

日常生活中，患者要注意保持健康的生活方式，避免过度肥胖、长时间站立或久坐，避免罹患便秘和长期慢性咳嗽等增加腹压的疾病，以免加重子宫脱垂的症状。饮食上注意多样化，多食用富含蛋白质、维生素和无机盐的食物，如肉、蛋、奶、豆类及新鲜蔬菜和水果，以增强身体免疫力和盆底肌肉的支撑力。饮用具有理气、活血等功效的药茶，也能在一定程度上帮助治疗子宫脱垂。

枳壳蔚子茶

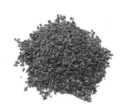

用料： 枳壳、茺蔚子各15克，升麻5克，红糖适量。

制作方法：

1.将前3种用料共研为粗末，放入保温杯中。

2.沸水冲泡，加盖闷30分钟，加入红糖，即可饮用。

服用方法： 每日1剂。

药茶功效： 理气、活血、升提，适用于轻度子宫脱垂。

枳壳升麻茶

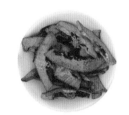

用料： 枳壳30克，升麻6克。

制作方法：

1.以上用料共研为粗末，放入保温杯中。

2.沸水冲泡，加盖闷20～30分钟，即可饮用。

服用方法： 每日1剂。

药茶功效： 理气、升提，适用于子宫脱垂。

参芪升麻茶

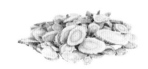

用料： 黄芪、党参各15克，柴胡、枳壳各10克，升麻、牡蛎各6克，红糖30克。

制作方法：

1.将前6种用料共研为粗末，放入保温杯中。

2.沸水冲泡，加盖闷30分钟，兑入红糖，即可饮用。

服用方法： 每日1剂。

药茶功效： 益气健脾、升提固脱，适用于子宫脱垂。

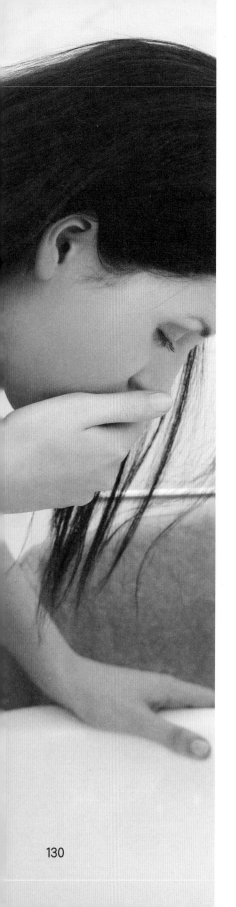

妊娠恶阻

妊娠恶阻是孕妇在怀孕早期，尤其是怀孕13周前，出现的恶心呕吐、头晕倦怠，甚至食入即吐等症状。这些症状可能由激素水平改变、胃酸分泌减少、胃肠道蠕动降低，以及饮食消化吸收减缓等生理变化引起的，也可能与孕妇的精神状态、情绪波动等因素有关。

日常生活中，孕妇饮食应尽量以清淡、易消化的食物为主，如米粥、面条、蔬菜等，这些食物既能满足身体所需，又能缓解恶心和呕吐的症状；可采取少食多餐的进餐方式，以减轻胃肠道的负担。同时，也可选用具有理气安胎、和胃降逆功效的药茶帮助缓解妊娠恶阻带来的不适感。

此外，孕妇还应保持良好的心态，避免精神过于紧张或压力过大，可以通过听音乐、阅读等方式放松心情，缓解焦虑情绪；可以进行一些适宜的运动，如散步、瑜伽等，这些运动有助于促进身体血液循环和胃肠道蠕动，缓解恶心和呕吐的症状，但要注意避免过度劳累，以免对胎儿和自身健康造成不良影响。

紫苏茶

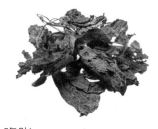

用料： 紫苏叶、梗各10克，茯苓、陈皮各6克。

制作方法：

1.以上用料共研为粗末，放入保温杯中。

2.沸水冲泡，加盖闷10分钟。

服用方法： 每日1剂。

药茶功效： 理气和胃、止呕，适用于妊娠恶阻、腹胀、

呕吐、食欲不振。

紫苏生姜茶

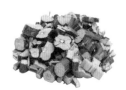

用料： 紫苏梗6克，生姜2片，陈皮3克，红茶1克。

制作方法：

1.以上用料共研为粗末，放入保温杯中。

2.沸水冲泡，加盖闷10分钟。

服用方法： 每日1剂，可反复冲泡2或3次。

药茶功效： 理气和胃、降逆安胎，适用于妊娠恶阻、

恶心呕吐、头晕厌食等。

黄芩紫苏茶

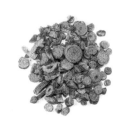

用料： 黄芩10克，紫苏梗5克。

制作方法：

1.以上用料共研为粗末，放入保温杯中。

2.用300毫升开水冲泡，加盖，闷泡30分钟。

服用方法： 每日1剂，可反复冲泡2或3次。

药茶功效： 理气安胎、和胃止呕，适用于妊娠恶阻、恶心呕吐、

心中烦热、口吐酸水等。

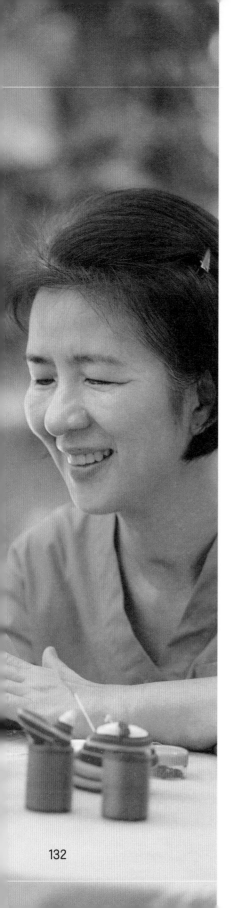

更年期综合征

　　女性45岁左右将进入围绝经期，此时卵巢功能开始逐渐衰退，垂体功能亢进，分泌过多的促性腺激素，引起自主神经功能紊乱，从而出现一系列不同程度的症状，如面色潮红、心悸、失眠、乏力、注意力难以集中等，这些症状主要是由肾气渐衰，脏腑功能日益减退所导致的。

　　面对更年期综合征的难题，女性首先要懂得更好地保护自己，放松心情，减缓压力，学会提高自我调节能力和控制能力；其次在日常生活中要多吃蔬菜、水果，补充适量的维生素，适度的运动以维持理想的体重，保证充足的睡眠和规律的生活，避免烟酒等物质的刺激，使皮肤的新陈代谢维持在良好的状态；适当的饮用药茶可以缓解因更年期综合征引起一系列症状。另外，更年期卵巢功能急剧减退，特别容易患子宫肌瘤、卵巢肿瘤、子宫颈癌等疾病。因此，更年期的女性还应注意子宫和卵巢的保养。

降火茶

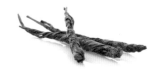

用料： 苦丁茶3克，莲子心1克，菊花3克，枸杞子10克。

制作方法：

1.以上用料清洗干净，放入茶杯中

2.沸水冲泡，加盖闷10分钟。

服用方法： 每日1剂，可复泡3～5次。

药茶功效： 滋阴降火，适用于阴虚火旺型更年期综合征。

解郁茶

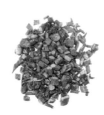

用料： 柴胡、白芍、制香附、陈皮、郁金各10克，枳壳15克，木香6克，绿茶3克。

制作方法：

1.将前7种用料共研为粗末，装入纱布袋，放入保温杯中。

2.加入绿茶，沸水冲泡，加盖闷30分钟。

服用方法： 每日1剂。

药茶功效： 疏肝解郁，适用于肝气郁结型更年期综合征。

安神茶

用料： 生地黄、白芍、女贞子各12克，菊花、黄芩、炒枣仁各9克，生龙齿30克，绿茶5克。

制作方法：

1.以上用料清洗干净，放入锅中。

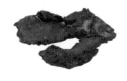

2.加入清水煎3次，每次取250毫升煎汁。

3.3次煎汁混合，即可饮用。

服用方法： 每日1剂，分3次饮用。

药茶功效： 养阴肝、安神镇惊，适用于肝肾阴虚型更年期综合征。

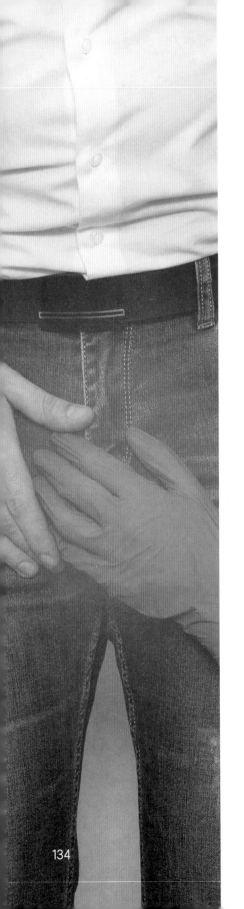

 男科疾病

前列腺炎

前列腺炎是一种男性常见病，50岁以前的男性患病率较高。前列腺炎症状通常表现为会阴部、耻骨上区、肛周、阴囊、大腿根部内侧、阴茎等部位出现疼痛不适；排尿时有烧灼感、尿急、尿频，可伴有终末血尿或尿道脓性分泌物；急性感染可伴有恶寒、发热、乏力等全身症状。

前列腺炎的发生通常与饮酒过度、会阴部损伤、手淫、房事不节等有关。当人体正气不足，湿热就会乘虚而入，侵袭肾脏，下注膀胱，与气血壅滞相结合，结聚会阴部，导致前列腺炎的发生。

为了预防和治疗前列腺炎，患者要养成良好的生活习惯，早睡早起；避免久坐，办公时使用软硬适中的座椅也可以起到预防前列腺炎的作用；少沾烟酒、辛辣之物，多进行户外运动等。用药茶缓解前列腺炎疼痛时，可选择具有利尿通淋、泻热破积、补肾益精功效的中药材冲泡，效果更佳。

大黄桃仁茶

用料： 大黄、桃仁各5克，牡丹皮、瓜子仁各10克。

制作方法：

1.以上用料共研为粗末，放入保温杯中。

2.沸水冲泡，加盖闷5~10分钟。

服用方法： 每日1剂。

药茶功效： 泻热破积、活血化瘀，适用于慢性前列腺炎。

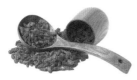

枸杞绿茶

用料： 枸杞子15克，绿茶适量。

制作方法：

1.枸杞子清洗干净，与绿茶一同放入茶杯中。

2.沸水冲泡，盖闷10分钟。

服用方法： 每日1剂。

药茶功效： 补肾益精，适用于前列腺炎。

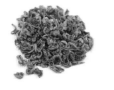

山地苁蓉茶

用料： 山药、生地黄各20克，肉苁蓉 15 克。

制作方法：

1.以上用料共研为粗末，放入保温杯中。

2.沸水冲泡，加盖闷30分钟。

服用方法： 每日1剂。

药茶功效： 补肾益精，适用于慢性前列腺炎。

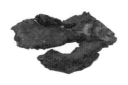

阳痿，也称为勃起功能障碍，是指男性在性生活中无法维持足够的勃起硬度，或者无法达到维持性交所需的勃起状态，从而导致无法进行满意的性行为的情况。阳痿患者通常伴有头晕目眩、心悸耳鸣、睡眠不安稳、心神不安、饮食不佳、腰酸腿软、气色不好、气短乏力等症状。

造成阳痿的原因有很多，其中主要的病机是血瘀阻络，但实际上，单一的血瘀、肝郁、肾虚、湿热等原因导致的阳痿情况并不多见，大多数情况下都是由多种因素共同作用而引发的。例如，先天遗传因素、后天失养、情绪不畅、活动少等都可能导致血瘀，进而引发阳痿。

阳痿患者平常应注意饮食调节，适当进食动物内脏，因为动物内脏能增强精子活力，提高性欲。患者应充分认识精神因素对性功能的影响，女方应主动给予男方关怀和鼓励，不可言语刺激，以免给男方造成更大的精神压力，双方应充分沟通，增进夫妻感情。另外，患者应作息规律，避免过度劳累。阳痿患者可以饮用具有益肾固精、温经散寒等功效的药茶。

细辛茶

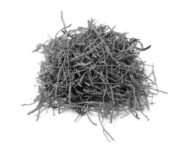

用料：细辛5克。

制作方法：

1.细辛研为粗末，放入茶杯中。

2.沸水冲泡，加盖闷15分钟。

服用方法：每日1剂，可复泡2次。

药茶功效：温经散寒，适用于阳痿。

益肾固精茶

用料： 淫羊藿、熟地黄各15克，巴戟天12克，泽泻9克，山茱萸10克。

制作方法：

1.淫羊藿、熟地黄、巴戟天、泽泻共研为粗末，放入杯中。

2.山茱萸放入杯中，沸水冲泡，加盖闷20分钟。

服用方法： 每日1剂。

药茶功效： 益肾固精，适用于阳痿，伴有腰酸背痛、眩晕耳鸣等症。

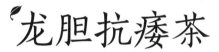

龙胆抗痿茶

用料： 龙胆草100克，泽泻、车前子各80克，木通、牛膝各30克，绿茶20克，黄酒（或白酒）30毫升。

制作方法：

1.将前6种用料共研为粗末，和匀，备用。

2.取15克粗末放入保温杯中。

3.用沸水冲泡，加盖闷20~30分钟。

4.兑入黄酒（或白酒），即可饮用。

服用方法： 每日2次。

药茶功效： 清热利湿、通经活络，适用于阳痿。

五子衍宗茶

用料： 枸杞子、菟丝子各240克，覆盆子120克，炒车前子60克，五味子30克。

制作方法：

1.以上用料共研为粗末，和匀，备用。

2.取40~50克粗末，放入保温杯中。

3.沸水冲泡，加盖闷15~30分钟。

服用方法： 每日1剂。

药茶功效： 补肾固精，适用于肾虚阳痿、遗精早泄等症。

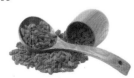

遗精

遗精是男性比较常见的性功能障碍之一，是指男性在没有进行性行为的情况下，精液自行排出体外的情况，常伴有精神萎靡、腰酸腿软、心慌气喘等症状。

遗精的病因较为复杂，是由多种因素共同作用所致。其中，男性性器官和性神经功能失调是导致遗精的主要原因之一。

遗精的调养是一个综合性的过程，日常生活习惯的改善不可忽视。首先，应避免熬夜，保持规律的作息时间，劳逸结合，有助于身体机能的恢复和调节；还要注意保持外生殖器的清洁，避免感染等问题的发生。其次，要多吃富含营养的食物，如肉类、鱼类、蔬菜、水果等，以满足身体对各种营养素的需求；减少辛辣、油腻、生冷等刺激性食物的摄入，以免加重遗精症状；选择具有清热利湿、养心益肾等功效的药茶辅助治疗遗精。再次，保持规律的运动习惯，也有助于改善身体机能，减少遗精的发生。最后，还要注意保持良好心态，减少紧张、焦虑等负面情绪，保持心情愉快，有助于缓解遗精症状。如果遗精严重影响到生活质量，可以考虑寻求心理咨询师的帮助，通过心理疏导来缓解压力。

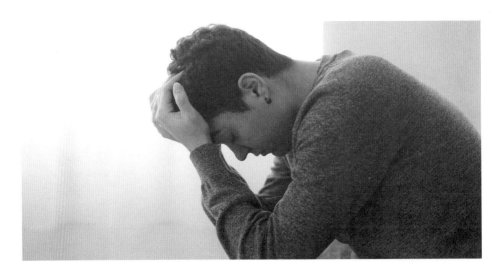

莲子冰糖茶

用料： 莲子（带心）50克，冰糖30克，绿茶10克。

制作方法：

1.莲子清洗干净，用温水浸泡数小时，连水一同倒入锅中。

2.加入冰糖、清水，炖烂熟。

3.另取一茶杯，用沸水冲泡绿茶。

4.取茶水兑入莲子冰糖汤中，和匀，即可饮用。

服用方法： 每日1剂。

药茶功效： 养心益肾、清热安神、健脾止泻，适用于五心烦热、口苦咽干、心悸怔忡、失眠多梦、泄泻遗精等。

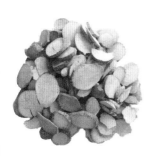

泽泻茶

用料： 泽泻12克，绿茶3克。

制作方法：

1.以上用料共研为粗末，放入保温杯中。

2.沸水冲泡，加盖闷15分钟。

服用方法： 每日1剂。

药茶功效： 清热利湿、止遗，适用于遗精。

连桂茶

用料： 黄连、肉桂各3克，甘草6克。

制作方法：

1.以上用料共研为粗末，放入保温杯中。

2.沸水冲泡，加盖闷20分钟。

服用方法： 每日1剂。

药茶功效： 清热泻火、交通心肾，适用于遗精。

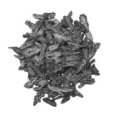

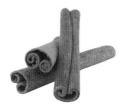

早泄是指性交时间很短，不能维持正常性生活的病症。早泄多与肾虚密切相关，尤其是肾阳虚。肾脏阳气不足，无法温煦全身脏腑，导致机体功能下降，从而会导致早泄的发生，这可能与先天体质虚弱、年老体衰、劳累过度、房事不节、久病伤肾等因素有关。

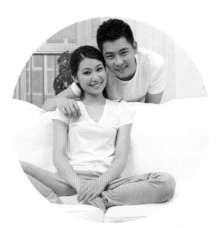

针对早泄，患者可选用温补肾阳的中药材进行调理，如巴戟天、龙胆草、桑螵蛸、女贞子等，这些中药材能够温补肾阳，制成药茶，能够增强肾脏功能，从而改善早泄症状。同时，患者应保持良好的生活习惯，保持规律的作息时间，保证充足的睡眠；避免过度性生活，养精蓄锐；适当进行体育锻炼，增强体质。此外，合理的饮食调养也有助于改善早泄症状。患者应多食用具有温补肾阳作用的食物，如羊肉、韭菜、核桃等；避免食用生冷、寒凉的食物，以免损伤阳气。

桑螵蛸茶

用料： 桑螵蛸12克。

制作方法：

1.桑螵蛸研为粗末，放入茶杯中。

2.沸水冲泡，即可饮用。

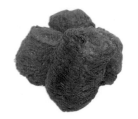

服用方法： 每日1剂。

药茶功效： 益肾固精，适用于早泄。

双子茶

用料： 菟丝子15克，金樱子9克。

制作方法：

1.菟丝子、金樱子放入茶杯中。

2.冲入沸水，加盖闷30分钟。

服用方法： 每日1剂。

药茶功效： 补肾固精，适用于早泄。

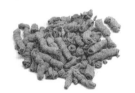

巴戟天五味茶

用料： 巴戟天15克，五味子6克。

制作方法：

1.巴戟天、五味子研为粗末，放入杯中。

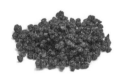

2.冲入沸水，加盖，闷泡30分钟。

服用方法： 每日1剂。

药茶功效： 补肾、壮阳、涩精，适用于早泄。

女贞知母茶

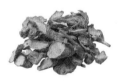

用料： 女贞子、知母、黄柏、天冬各10克。

制作方法：

1.以上用料共研为粗末，放入保温杯中。

2.沸水冲泡，加盖闷泡30分钟。

服用方法： 每日1剂。

药茶功效： 滋阴补肾、清热降火，适用于早泄。

前列腺肥大

前列腺肥大又称良性前列腺增生，属于中医学"癃闭"范畴。本病多发于中老年人。其症状常表现为小便不通或不利、尿频、尿急、排尿困难等，伴有口渴、胸闷气粗、心烦、小腹胀痛、舌红苔黄、脉弦数等。

前列腺肥大的发生与多种因素有关。随着年龄的增长，肾气逐渐衰退，导致膀胱气化无力，排尿功能减弱。饮食不节、嗜食辛辣肥甘，或外感湿热之邪；久坐少动、外伤等原因导致身体局部形成瘀血，阻碍气血运行；长期情志抑郁、焦虑等，导致肝气郁结，疏泄失职，这些因素都会影响前列腺的正常功能，引起排尿障碍。

日常生活中，患者可以选用具有益气通尿、活血化瘀、疏肝解郁、生津润燥等功效的药茶帮助治疗前列腺肥大；避免久坐、憋尿等不良行为；饮食清淡，避免食用辛辣、油腻、刺激性食物；保持心情舒畅，避免情志抑郁、焦虑等负面情绪；定期检查，及时发现并治疗前列腺肥大等相关疾病。

莲花甘草茶

用料： 莲花蕾20克，甘草5克，绿茶3克。

制作方法：

1. 莲花蕾、甘草清洗干净，放入锅中。
2. 加入300毫升清水，煎沸。
3. 加入绿茶，浸泡片刻，取汁，待冷却，即可饮用。

服用方法： 每日1剂，分3次饮用。

药茶功效： 凉血止血、生津润燥，适用于前列腺肥大、尿血、暑热。

知柏茶

用料： 知母、黄柏、车前子各15克，肉桂3克，绿茶3克。

制作方法：

1. 前4种用料清洗干净，放入锅中。
2. 加入清水500毫升，煎至300毫升。
3. 加入绿茶，取汁，即可饮用。

服用方法： 每日1剂。

药茶功效： 滋阴降火、化气利水、利尿通闭，适用于前列腺肥大、尿闭、小腹胀痛。

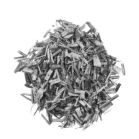

荆芥大黄茶

用料： 荆芥、大黄各5克。

制作方法：

1. 以上用料共研为粗末，放入保温杯中。
2. 沸水冲泡，加盖闷15分钟。

服用方法： 每日1剂。

药茶功效： 宣肺通利，适用于前列腺肥大而出现尿潴留、小腹疼痛的症状。

参贝茶

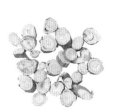

用料： 贝母、苦参、党参各25克。

制作方法：

1. 以上用料清洗干净，放入锅中。
2. 加水煎汤2次，合并2次煎液，取得药液约300毫升。

服用方法： 每日1剂，分2次饮用。

药茶功效： 化痰软坚、益气通淋，适用于前列腺肥大、排尿困难。

性欲低下障碍

性欲低下障碍是指男性性行为表达水平降低和性活动能力减退，性欲受到不同程度抑制的病理现象，主要症状表现为无性欲、无性冲动、对性行为缺乏兴趣或动力，伴随疲劳、乏力、失眠、焦虑等。

肾是生殖系统的主要脏腑，与生殖功能、生长发育、精神活动等密切相关。因此，性欲低下障碍往往被视为是肾气不足或肾阳虚弱的表现。随着年龄的增长，男性体内的雄性激素水平会逐渐降低，这是导致性欲低下障碍的主要原因之一，因此，该病症在中老年人中较为常见。

治疗性欲低下障碍时，患者应注意改变自己的不良生活方式，调节情绪，掌握相关的性技巧和性知识。遇到烦恼、忧伤和不顺的事情时应及时放松、调整心态，缓和与消除焦虑不安的情绪；积极参加体育锻炼和户外活动；保持生活规律，劳逸结合，保证充足的睡眠；养成健康的饮食习惯，尽量少应酬，避免酗酒、吸烟，控制饮食，积极减肥；发现有慢性前列腺炎、附睾炎、尿道炎或其他疾病，如内分泌疾病、慢性病，应积极就医治疗。同时，患者可以选择具有补气助阳、温肾等功效的药茶辅助治疗。

菟丝子茶

用料： 菟丝子、枸杞子各10克，绿茶3克，白酒30毫升。

制作方法：

1.菟丝子、枸杞子清洗干净，与绿茶一同放入保温杯中。

2.沸水冲泡，加盖闷15分钟。

3.兑入白酒，即可饮用。

服用方法： 每日1剂。

药茶功效： 益肾助阳，适用于性欲低下障碍。

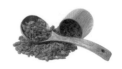

人参茶

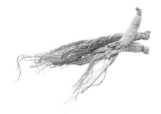

用料： 人参15克，绿茶6克。

制作方法：

1.人参清洗干净，放入锅中，加水煎沸3分钟。

2.加入绿茶，再煎沸3~5分钟，即可饮用。

服用方法： 每日1剂。

药茶功效： 补气助阳，适用于肾阳不足所致的性欲低下障碍。

五味苁蓉茶

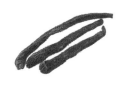

用料： 肉苁蓉、五味子、菟丝子、远志、蛇床子各30克，绿茶15克。

制作方法：

1.以上用料共研为粗末，和匀，备用。

2.每次取6克粗末，放入茶杯中，用沸水冲泡，加盖闷15分钟。

服用方法： 每晚睡前空腹饮用，每日1剂。

药茶功效： 温肾助阳、敛精安神，适用于性欲低下障碍、阳痿。

淫巴茶

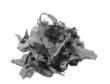

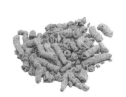

用料： 淫羊藿、巴戟天、鹿角霜各5克，绿茶1.5克，白酒30毫升。

制作方法：

1.将前4种用料共研为粗末，放入保温杯中。

2.沸水冲泡，加盖闷30分钟，兑入白酒，即可饮用。

服用方法： 每日1剂。

药茶功效： 温肾壮阳，适用于性欲低下障碍、阳痿。

老年疾病

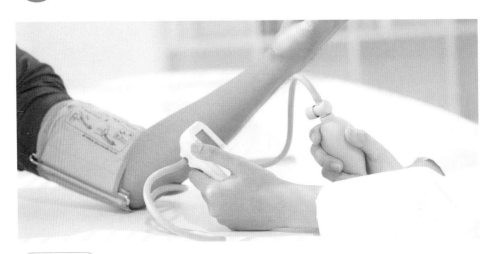

高血压

高血压，多见于45岁以上的中老年人，是临床上的常见病与多发病。高血压的常见症状有头痛、疲倦或不安、心律失常、心悸耳鸣等。若病情长期未得到有效控制，可能会进一步导致动脉硬化，还可能并发心脏病、肾脏病或诱发脑卒中等严重病变，严重威胁患者的生命健康。

高血压可分为原发性和继发性两大类：原发性高血压，其病因复杂，涉及遗传、环境、生理及心理等多个方面；继发性高血压则是由肾脏病、内分泌疾病、颅内病变、妊娠期等特定疾病所引发的一种症状表现，而非独立疾病。

建议高血压患者日常生活中尽量不要吸烟、喝酒，减少钠盐、动物脂肪的摄入；多锻炼身体，如打太极拳、散步；每天坚持量血压，按照医嘱定时吃药；合理安排生活，注意劳逸结合，保证充足的睡眠；还可以适当饮用一些具有清心火、降血压等功效的药茶辅助稳压、降压。

荠菜茶

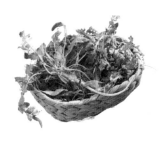

用料： 荠菜20克。

制作方法：

1.荠菜洗净晒干，切碎，放入保温杯中。

2.用沸水冲泡，即可饮用。

服用方法： 每日1剂。

药茶功效： 清热凉肝、利尿降压，适用于各种类型的高血压。

莲子心茶

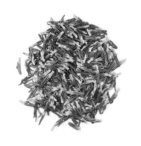

用料： 莲子心2~3克。

制作方法：

1.莲子心清洗干净，放入杯中。

2.开水冲泡，即可饮用。

服用方法： 每日1剂。

药茶功效： 清心火、降血压，适用于原发性高血压。

菊槐双花茶

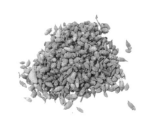

用料： 菊花、槐花、绿茶各38克。

制作方法：

1.以上用料放入茶杯中。

2.开水冲泡，加盖闷5~10分钟。

服用方法： 每日1剂。

药茶功效： 清热、平肝、降压，适用于各种类型的高血压。

高脂血症

高脂血症是指血浆中甘油三酯和（或）总胆固醇升高，低密度脂蛋白胆固醇升高和高密度脂蛋白胆固醇降低的疾病。其症状主要表现为头晕、目眩、眼睛干涩、心烦胸闷、腰膝酸软等。随着人们生活水平的提高和饮食结构的改变，该病的发病率逐年上升，多并发于原发性高血压、糖尿病、肥胖症等，已成为影响健康的重要因素之一。高脂血症的病因较为复杂，主要与生活习惯、遗传等因素有关。

患者在调理高脂血症时，应注意改变不良的饮食习惯，长期食用高脂肪、高盐、高糖的食品，便可能引起血脂升高，可适当选用一些具有降脂降压、清热凉血等功效的药茶辅助治疗高脂血症；同时，可以进行适当的运动，如步行、慢跑、骑自行车等低强度运动，使身体在较长时间内持续燃烧脂肪，从而达到减少体内脂肪的目的，运动只有坚持才能有明显效果，建议每周至少锻炼3次，每次锻炼30分钟以上。此外，高脂血症患者还应该保持心情舒畅，避免情绪波动和过度紧张，可以通过冥想、听音乐等方式来缓解压力。

乌龙消脂茶

用料： 乌龙茶6克，槐角18克，何首乌30克，冬瓜皮18克，山楂15克。

制作方法：

1.槐角、何首乌、冬瓜皮、山楂研为细末，放入保温杯中。

2.沸水冲泡，加盖闷20分钟。

3.加入乌龙茶，轻摇保温杯，闷泡5～6分钟。

服用方法： 每日1剂。

药茶功效： 消脂、减肥，适用于中老年人高脂血症、高血压或伴有冠心病等。

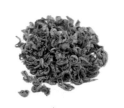

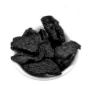

首乌绿茶

用料： 何首乌、丹参各15克，泽泻、绿茶各10克。

制作方法：

1.何首乌、泽泻、丹参共研为粗末，与绿茶一同放入保温杯中。

2.沸水冲泡，加盖闷20～30分钟。

服用方法： 每日1剂。

药茶功效： 活血利湿、降脂减肥，适用于高脂血症。

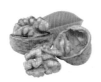

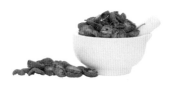

山楂核桃茶

用料： 核桃仁、白糖各50克，干山楂18克（或鲜山楂50克）。

制作方法：

1.核桃仁用清水浸泡40分钟，洗净后磨浆。

2.干山楂（或鲜山楂）捣碎，放入砂锅中，加水煎煮30分钟。

3.去山楂渣，小火将汁浓缩至200毫升，加入白糖搅溶。

4.核桃仁浆慢慢倒入，搅匀，煎至数沸即可。

服用方法： 每日1剂。

药茶功效： 补肾、润肠、消食积、散瘀血、降脂降压，适用于高脂血症、高血压、冠心病及老年人便秘等。

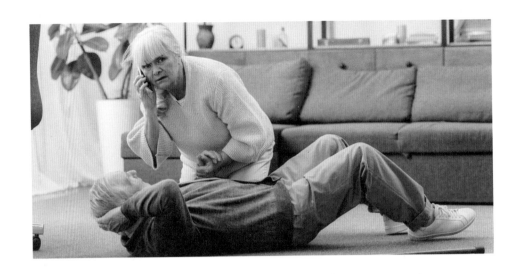

脑梗死

　　脑梗死又称为缺血性脑卒中，是一种由于脑部血液供应障碍，导致局部脑组织缺血、缺氧，进而发生缺血性坏死或软化的脑血管疾病。脑梗死患者常表现为突然出现剧烈的头痛，伴有面部、肢体一侧麻木或无力，以及言语不清、视力障碍、平衡障碍、突发性疼痛、意识障碍等症状。脑梗死的病变部位在脑部，与心、肝、脾、肾相关联，其病机包括阴虚、气虚、肝火、心火、风痰、湿痰、气逆、血瘀等。

　　用药茶能辅助防治脑梗死，患者应根据自身症状选用适合自己的药茶。此外，预防脑梗死还必须从多个方面入手，包括保持健康的生活方式、积极治疗基础疾病和定期体检等。脑梗死患者，应及时就医，接受专业治疗并加强日常调理，以促进康复和预防复发。

银杏叶茶

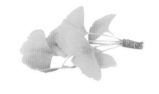

用料： 银杏叶5克。

制作方法：

1.银杏叶冲洗干净，放入杯中。

2.沸水冲泡，加盖闷10分钟。

服用方法： 每日饮用数次。

药茶功效： 益心敛肺，适用于脑梗死、冠心病、心绞痛。

苦丁茶

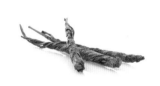

用料： 苦丁茶2克，玉米须7～8克。

制作方法：

1.苦丁茶、玉米须放入保温杯中。

2.沸水冲泡，加盖闷5～10分钟。

服用方法： 每日1剂。

药茶功效： 清热解毒、消炎利水，适用于脑梗死、高血压。

赤芍川芎茶

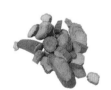

用料： 赤芍、川芎各适量。

制作方法：

1.赤芍和川芎按照1:1的比例混合，冲洗干净，放入杯中。

2.沸水冲泡，加盖闷10～15分钟。

服用方法： 每日饮用数次。

药茶功效： 活血化瘀，适用于脑梗死、心绞痛。

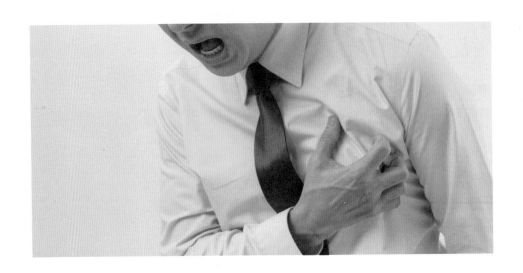

心绞痛

　　心绞痛是一种因冠状动脉供血不足，心肌临时缺血和缺氧所引起的临床综合征。常发生在中老年人中，这也是诊断冠心病的重要依据之一。其典型的症状表现为心前区或胸骨后区突然发作的阵发性疼痛，患者常有胸闷、手足厥冷、出汗等症状。

　　心绞痛主要由心阳不足、气滞血瘀所致。心阳是推动血液循环的重要动力，心阳不足时，血液循环减慢，容易导致血瘀；气的运行不畅，血瘀使血液流动缓慢甚至停滞，两者相互影响，共同导致血脉不通，心肌得不到充足的氧气，从而引发心绞痛。

　　心绞痛患者在生活中需要注意多个方面，以确保病情的稳定、防止症状的加剧。患者应保持充足的休息，避免过度劳累和剧烈运动；饮食应清淡，并且养成少食多餐的饮食习惯；保持情绪稳定，避免过度激动、紧张和焦虑。同时，严格按照医生的医嘱服药，不可随意停药或更改剂量，定期身体检查，以了解病情变化。适当地饮用具有行气活血、化瘀通络等功效的药茶，用其辅助治疗心绞痛。

山楂明菊茶

用料： 山楂片、草决明各15克，菊花3克。

制作方法：

1.山楂片、草决明共研为粗末，与菊花一同放入保温杯中。

2.沸水冲泡，加盖闷10~15分钟。

服用方法： 每日1剂。

药茶功效： 行气活血、清热散风、通络止痛，适用于心绞痛。

蒲黄绞痛茶

用料： 蒲黄7克，五灵脂9克，紫苏梗10克，檀香5克。

制作方法：

1.以上用料各加10倍量共研为粗末，和匀，备用。

2.每次取用30克粗末，放入热水瓶中。

3.冲入半瓶沸水，加盖闷 20 分钟。

服用方法： 每日1剂。

药茶功效： 活血止血、理气止痛，适用于心绞痛。

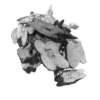

川芎茶

用料： 川芎6克，绿茶3克。

制作方法：

1.以上用料冲洗干净，放入杯中。

2.沸水冲泡，加盖闷10～15分钟。

服用方法： 每日2剂。

药茶功效： 行气活血、化瘀通络，适用于心绞痛。

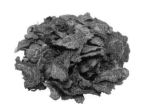

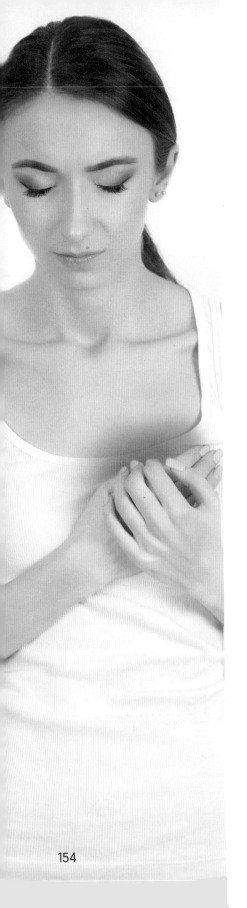

心力衰竭

心力衰竭是一种严重的心脏疾病，症状比较复杂，常表现为心悸、怔忡、惊喘、咯血、水肿等。心力衰竭的症状有左心衰、右心衰之分，其中左心衰主要表现为疲倦乏力、呼吸困难、胸闷、气急、咳喘、哮鸣等症状；而右心衰则主要表现为下肢水肿、食欲减退、恶心呕吐、尿少、夜尿。心力衰竭的发生，多由心肾两脏的功能失调所致，心主血脉，肾主水液，两者相互依存，共同维持人体水液代谢和血液循环的平衡。当心肾阳气亏虚时，血液循环不畅，水液代谢障碍，心脏的负担加重，就会导致心力衰竭的发生。此外，心血失养也是心力衰竭的重要病因之一，由长期的心血不足、心血瘀阻或心血耗损等原因所致的心血失养会导致心脏功能下降，从而出现心力衰竭的症状。

患者除了注意改善不良生活习惯之外，还需要定期检测体重，体重增加可能是体液潴留的迹象，需及时采取措施。呼吸困难是心力衰竭的常见症状，一旦出现需立即就医。患者家属应学习心肺复苏术等急救知识，以备不时之需。饮用具有强心利尿、益气温阳等功效的药茶，可以预防心力衰竭。

葶苈子茶

用料： 葶苈子10克。

制作方法：

1.葶苈子放入保温杯中。

2.沸水冲泡，加盖闷15分钟。

服用方法： 每日1剂。饭后顿服。

药茶功效： 强心利尿，适用于心力衰竭。

参附茶

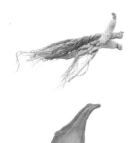

用料： 人参10克，附子6克，干花生苗50克。

制作方法：

1.人参清洗干净，放入锅中，加水煎煮，过滤取汁。

2.另起一锅，加入附子，煎煮30分钟，再加入干花生苗，煎沸30分钟。

3.兑入人参汁，和匀，即可饮用。

服用方法： 每日1剂。

药茶功效： 益气、温阳、通脉，适用于心力衰竭。

救心茶

用料： 葶苈子30克，党参、黄芪、茯苓、泽泻各20克，白术、车前子各15克，制附子10克，丹参25克，赤芍20克。

制作方法：

1.以上用料共研为粗末，和匀，备用。

2.每次取30克粗末，放入保温杯中，用沸水冲泡，加盖闷15～20分钟。

服用方法： 每日3次。

药茶功效： 益气温肾、强心利尿、活血通脉，适用于心力衰竭。

冠状动脉粥样硬化性心脏病

冠状动脉粥样硬化性心脏病（以下简称冠心病），是中老年人心血管疾病中比较常见的一种。冠心病的症状因人而异，但常见的症状为胸痛、胸闷、心悸、气短、乏力等，这些症状通常在劳累、情绪激动、饱食、寒冷等情况下加重。

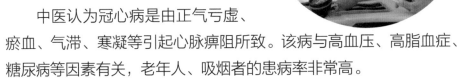

中医认为冠心病是由正气亏虚、瘀血、气滞、寒凝等引起心脉痹阻所致。该病与高血压、高脂血症、糖尿病等因素有关，老年人、吸烟者的患病率非常高。

患者的日常生活调理对于疾病的控制和管理至关重要。主要包括以下几个方面。一是饮食调理：患者应食用低盐、低脂的食物；保证食物的多样化，摄入足够的蛋白质、维生素、无机盐和膳食纤维；每餐七八分饱为宜，避免过饱，加重心脏负担。二是运动调理：坚持每周进行适量的运动，有助于改善心肺功能，增强体质。三是戒烟限酒：吸烟是引发冠心病的因素之一，患者应戒烟，同时限制酒精的摄入量。四是改善生活习惯：养成规律的作息时间，并且保证充足的睡眠；五是注意保暖：应注意保暖，避免身体受寒，以防诱发心绞痛或心肌梗死。此外，患者需定期到医院进行复查，了解病情的变化和治疗效果。通过综合调理，有助于控制病情的发展，提高生活质量。

饮用药茶能在一定程度上帮助预防冠心病的发生，功效以活血理气、润燥散瘀为主。

香蕉茶

用料： 香蕉干50克，绿茶10克，蜂蜜适量。

制作方法：

1.取沸水1杯，冲泡绿茶。

2.将香蕉干研碎，与蜂蜜一同加入茶水中，和匀，即可饮用。

服用方法： 每日1剂。

药茶功效： 降压、润燥、滑肠，适用于冠心病、高血压。

参香茶

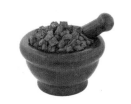

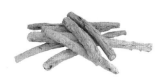

用料： 丹参200克，党参150克，沙参120克，檀香50克。

制作方法：

1.将以上用料共研为粗末，和匀，备用。

2.每次用40～50克粗末，放入保温杯中，用沸水冲泡，加盖闷15～20分钟。

服用方法： 不拘时频饮。

药茶功效： 活血理气、补气润肺，适用于冠心病。

山楂菊花茶

用料： 山楂、菊花各15克，绿茶5克。

制作方法：

1.以上用料稍冲洗，一同放入保温杯内。

2.以沸水冲泡，加盖闷15分钟。

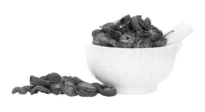

服用方法： 每日1剂。

药茶功效： 消食散瘀、清热降脂，适用于冠心病、高血压、高脂血症。

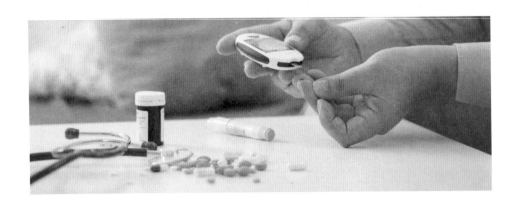

糖尿病

　　糖尿病是一种以高血糖为特征的代谢性疾病，无论男女皆可发病，是临床常见多发病，尤以中老年人居多。糖尿病的症状表现为"三多一少"，即多饮、多食、多尿、体重下降；常伴随乏力、视力模糊、皮肤瘙痒、感染、周围神经病变等。其发病原因多与饮食不节、情志失调、劳欲过度等因素有关，这些因素会使气血运行不畅，导致阴阳失调，从而引发疾病。

　　糖尿病患者可选用具有生津止渴、益气养阴功效的药茶辅助治疗；平时要注意控制饮食，忌暴饮暴食，忌食高糖、油腻、辛辣之品，适当减少糖类的摄入量，增加蛋白质的摄入量；多进行户外活动，如散步、跑步、游泳等，增强体质，促进气血运行。

三黄茶

用料： 生地黄150克，黄连10克，大黄7.5克。

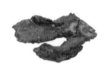

制作方法：

1.以上用料共研为粗末，和匀，备用。

2.每次取10克，放入保温杯中，沸水冲泡，即可饮用。

服用方法： 每日1～2次。

药茶功效： 清热泻火、养阴润燥，适用于糖尿病。

消渴茶

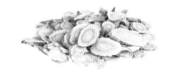

用料： 黄芪、茯神、瓜蒌根、甘草、麦冬各90克，干地黄150克。

制作方法：

1.以上用料共研为粗末，和匀，备用。

2.每日取30克粗末，放入保温杯中。

3.冲入沸水，加盖闷20~30分钟。

服用方法： 连续饮用，待尿糖、血糖检测结果接近正常，可改为隔日饮用1杯，以巩固疗效。

药茶功效： 益气补中、养阴生津，适用于糖尿病。

天花葛根茶

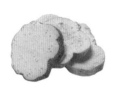

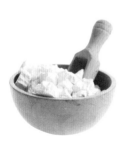

用料： 天花粉、葛根各45克，麦冬、人参、茯苓、乌梅、甘草各30克，生黄芪、炙黄芪各15克。

制作方法：

1.以上用料各加5倍量,再共研为粗末，和匀，备用。

2.每次取30~60克粗末，放入砂锅中，加入适量清水，煎沸15分钟。

服用方法： 每日1剂。

药茶功效： 生津止渴、益气养阴，适用于糖尿病。

风湿性关节炎

风湿性关节炎是一种常见于中老年人群的关节疾病，其典型症状表现为轻度或者中度发热，关节、肩颈、腰背、足跟疼痛，有时还伴有关节的肿胀，病变局部会出现红肿、灼热、剧痛，部分患者可能会几个关节同时发病，出现肌肉酸痛、无力等症状。

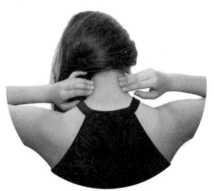

风湿性关节炎的发病原因主要与外感风、寒、湿邪等致病因素有关：风邪侵袭人体时，关节疼痛游走不定；寒邪侵袭关节时，气血运行不畅，经络阻滞，疼痛固定不移，且遇寒加剧；湿邪损伤阳气，侵袭关节致其沉重、肿胀、麻木。此外，风湿性关节炎的发病还与机体正气不足有关，即免疫力下降时，人体才容易受到外邪的侵袭而发病。

日常生活中，患者应经常参加体育锻炼，强健体魄，提高免疫力；饮食有节，起居有常，劳逸结合；防止受寒、淋雨和受潮，应注意关节保暖，不穿湿衣、湿鞋、湿袜等；注意保持情绪的稳定，学会调节情绪，减轻心理压力；预防和控制感染，对于咽喉炎、鼻窦炎、慢性胆囊炎、龋齿等感染性疾病应及时治疗，以免因此引发风湿性关节炎。饮用药茶防治疾病时，可选用具有祛风除湿、通络止痛功效的中药材。

寻骨风茶

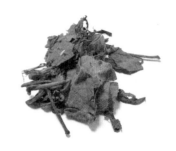

用料： 寻骨风60克。

制作方法：

1.寻骨风研为粗末，放入保温杯中。

2.以沸水冲泡，加盖闷15～20分钟。

服用方法： 每日1剂。

药茶功效： 祛风除湿，适用于风湿性关节炎。

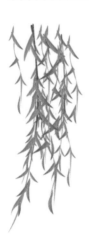

柳枝茶

用料： 鲜柳枝30克，绿茶5克

制作方法：

1.鲜柳枝清洗干净、切碎，与绿茶一同放入茶杯内。

2.用沸水冲泡，加盖温浸15分钟。

服用方法： 每日1剂。

药茶功效： 祛风利湿、消肿止痛，适用于风湿性关节炎。

秦艽桑枝茶

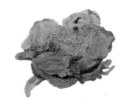

用料： 桑枝30克，秦艽9克，川椒9克。

制作方法：

1.以上用料共研为粗末，放入保温杯中。

2.沸水冲泡，加盖温浸30分钟。

服用方法： 每日1剂。

药茶功效： 祛风除湿、通络止痛，适用于风湿性关节炎、肌肉痛。

[儿科疾病]

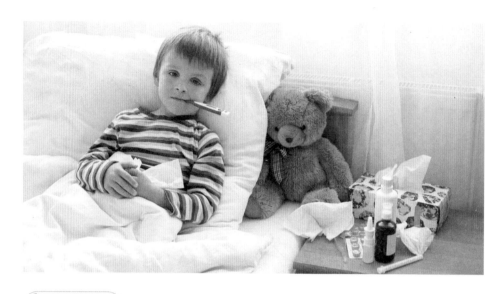

小儿感冒

　　小儿因其自身免疫力较弱，对外界环境的适应能力差容易引起感冒，主要表现为鼻塞、流涕、打喷嚏，常伴有咳嗽、喉咙痛、发热、头痛和食欲不振、睡眠不安等症状。家长一旦发现，均急着上医院，其实吃药可以缓解一时的症状，但药物有一定的副作用，有时对小儿的伤害也是隐形的，因此小儿感冒时，可以先试着饮用一些药茶进行自行调理，如果病情未得到缓解再求医吃药也不迟，选择的药茶功效以疏风散寒、辛凉解表为主。

　　在日常生活中，家长还要注意加强小儿锻炼，让其多进行户外活动，提高免疫力，必要时在医生指导下使用一些提高免疫力的药物；气候转变时应及时增减衣服，防止过冷或过热；疾病流行期间少带小儿去拥挤的公共场所，减少感染疾病的机会；小儿房间须经常开窗，流通新鲜空气；小儿衣着要凉爽透气，切忌采用捂被子的方式让其发汗。

绿豆青茶

用料： 绿豆50粒，青茶3克。

制作方法：

1.将绿豆捣碎，与青茶一同放入茶杯中。

2.加入适量沸水，加盖闷20分钟。

服用方法： 每日1剂。

药茶功效： 清热解表，适用于小儿流行性感冒，对咽喉肿痛、热咳者效果更佳。

姜葱糖茶

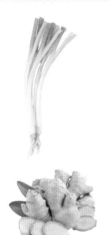

用料： 葱白50克，生姜、红糖各30克。

制作方法：

1.葱白切碎，生姜切丝，放入保温杯中。

2.沸水冲泡，加盖闷5分钟，兑入红糖，搅匀，即可饮用。

服用方法： 每日1剂。

药茶功效： 疏风散寒、辛凉解表，适用于小儿感冒。

竹叶杏仁茶

用料： 淡竹叶10克，薄荷、绿茶各3克，杏仁、连翘各9克，菊花6克。

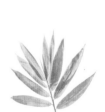

制作方法：

1.以上用料共研为粗末，放入保温杯中。

2.沸水冲泡，加盖闷5~10 分钟。

服用方法： 每日1剂。

药茶功效： 辛凉解表、清热止咳，适用于小儿风热感冒。

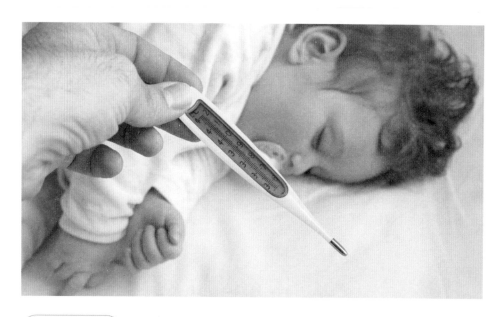

小儿高热

　　小儿高热主要是由小儿的脏腑娇嫩，易受到外邪的侵犯而引起，尤其是在气候突变、冷热失常及炎热的夏季容易发作。其症状主要表现为小儿发热或者发热不退，同时伴有头痛、乏力、食欲减退、恶心、呕吐等症状，如果小儿高热持续时间较长，可导致小儿出现脱水、惊厥、昏迷等严重并发症。

　　小儿免疫力差，日常生活中家长要注意多照看孩子，不能让其受风、着凉，要根据天气变化为其增减衣物，多喝白开水；开空调时也要注意室内的通风，不能让小儿直接对着空调吹；注意营养的均衡，多让小儿参加户外运动，提高其免疫力。

　　用药茶辅助治疗小儿高热时，功效以疏风清热、清热解毒为主。此外，还可以用茶叶姜汤给小儿泡澡帮助退热，操作如下：取茶叶20克，生姜10片。放入大锅中，大火烧至沸腾，再用小火熬15分钟，使姜汁充分溶入水中；将部分姜汤倒入盆中冷却到38℃左右，剩下的姜汤小火保温，水温降低时逐渐加入新的姜汤，泡1~2次即可见效，本方可祛寒退热，适用于小儿发热。

青蒿银白茶

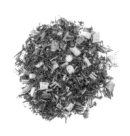

用料： 青蒿、银柴胡、白薇、牡丹皮各10克。

制作方法：

1.以上用料共研为粗末，放入保温杯中。

2.加入适量沸水，加盖闷15分钟。

服用方法： 每日1剂。

药茶功效： 养阴清热，适用于小儿发热。

黄瓜茶

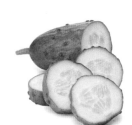

用料： 黄瓜250克，豆腐500克，金银花30克。

制作方法：

1.以上用料清洗干净；黄瓜切片，与其余用料一同放入砂锅中。

2.加入清水1500毫升，煎至600毫升，取汁，即可饮用。

服用方法： 每日1剂，每次饮150毫升，每日饮4次。

药茶功效： 清热解毒，适用于小儿发热。

龙凤茶

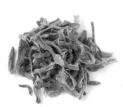

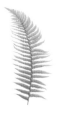

用料： 地龙2~3条，凤尾草15克，细辛2克，绿茶3克。

制作方法：

1.以上用料共研为粗末，放入茶杯中。

2.加入适量沸水，加盖闷15分钟。

服用方法： 每日1剂。

药茶功效： 疏风清热、通络止痛，适用于小儿发热。

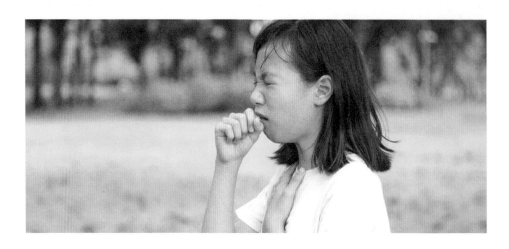

百日咳

百日咳是一种急性呼吸道疾病，其发病情况往往呈聚集性。百日咳的传染性较强，各年龄段的儿童都有可能感染百日咳，但3岁以下的幼儿是百日咳的高发人群。

百日咳可分为三期，即初咳期、痉咳期、恢复期。初咳期多属于邪犯肺卫，主要症状表现为阵咳，伴有咳痰、鼻塞流涕等；痉咳期多属于痰火犯肺，症状以痉挛性咳嗽为主，咳嗽持续不断，白天轻，夜间重，咳嗽末出现鸡鸣样声，咳出痰后可以暂时缓解；恢复期多属于气阴两虚，以干咳为主，咳嗽无痰，或痰少难以咳出，常见声音嘶哑、口干咽燥、盗汗等症状。

为了预防和治疗百日咳，家长可以适当地给小儿饮用一些具有清热养阴、宣肺化痰功效的药茶，还需关注小儿的免疫状态、营养状况以及生活环境等因素，并及时接种疫苗。同时，对于已经感染百日咳的小儿，需及时就医，采取合适的治疗措施，以减轻症状、缩短病程并防止并发症的发生。

川贝杏仁茶

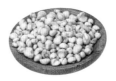

用料： 川贝母5克，苦杏仁3克，蜂蜜15克，细茶1克。

制作方法：

1.川贝母、苦杏仁加水煎沸10分钟，取汁泡细茶。

2.调入蜂蜜即可。

服用方法： 每日1剂，分2或3次饮用。

药茶功效： 宣肺化痰、止咳平喘，适用于百日咳初期。

二冬茶

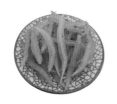

用料： 天冬、麦冬各30克，阿胶15克。

制作方法：

1.天冬、麦冬共捣碎，与阿胶一同放入保温杯中。

2.冲入沸水，加盖闷泡30分钟时。

服用方法： 每日1剂。

药茶功效： 养阴清热、润肺止咳，适用于百日咳恢复期。

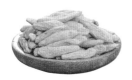

冬地茶

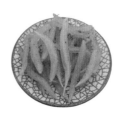

用料： 蜜炙天冬、熟地黄各15克，蜂蜜10克。

制作方法：

1.蜜炙天冬、熟地黄共研为粗末，放入保温杯中。

2.冲入沸水，加盖闷30分钟。

3.兑入蜂蜜，拌匀，即可饮用。

服用方法： 每日1剂。

药茶功效： 清肺养阴、化痰止咳，适用于百日咳恢复期。

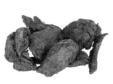

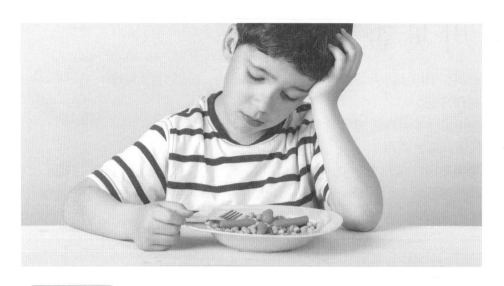

小儿厌食

小儿厌食是指以小儿（主要是 3 ~ 6 岁幼儿）较长期的食欲减退、食量减少为主的一种症状，常伴随呕吐、泄泻、面色少华、形体消瘦等症状，是现今小儿常见的病症。严重者可导致营养不良、贫血、佝偻病，以及出现反复呼吸道感染，对儿童生长发育、营养状态和智力发展等有不同程度的影响。

小儿厌食多由喂养不当引起。家长们应该合理喂养小儿，多掌握一些育儿方面的知识，同时培养小儿良好的饮食习惯，吃饭应以"吃饱而不过饱"为原则，定时进食；除了主食之外，两餐中间加两次点心、水果较为适宜；少吃油炸等燥热、肥甘厚腻的食物，以免增加胃肠道的负担，影响食欲；还要注意让小儿保持轻松愉快的进食情绪。此外，家长们还应该重视小儿的户外活动，让他们加强体育锻炼；适当地增加活动量，可使胃肠道蠕动加快，消化液分泌旺盛，增强胃肠道消化吸收的功能，进而促进小儿的食欲。

适当地饮用药茶能够帮助增加小儿食欲，缓解厌食不适，其功效以健脾和胃、助运消食为主。

莱菔神曲茶

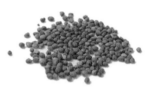

用料： 炒莱菔子、麦芽各10克，神曲15克，红茶1.5克。

制作方法：

1.以上用料共研为粗末，放入保温杯中。

2.加入适量沸水，加盖闷10～20分钟。

服用方法： 每日1剂。

药茶功效： 理气和胃、助运消食，适用于小儿厌食。

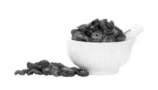

山楂麦芽茶

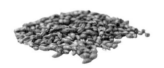

用料： 山楂、炒麦芽各10克，焦槟榔、绿茶各4克。

制作方法：

1.以上用料共研为粗末，放入茶杯中。

2.加入适量沸水，加盖闷5～10分钟。

服用方法： 每日1剂。

药茶功效： 健脾和胃、消食导滞，适用于小儿厌食。

扁豆花茶

用料： 扁豆花10～15克，白糖适量。

制作方法：

1.扁豆花洗净，放入茶杯中。

2.冲入沸水，加盖闷20分钟，兑入白糖，即可饮用。

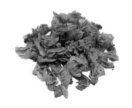

服用方法： 每日1剂。

药茶功效： 健脾和胃、消食化湿，适用于小儿厌食。

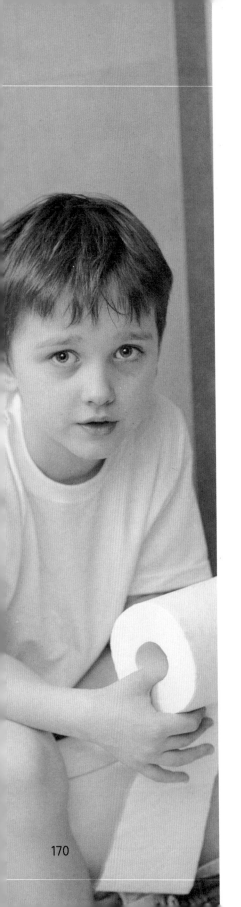

小儿腹泻

　　小儿腹泻，也称小儿泄泻，是以大便次数增多，便质稀薄或如水样为特征的一种儿童常见的多发疾病，尤其是在婴幼儿时期最为常见。常伴有发热、呕吐、腹痛等症状。

　　小儿腹泻常见病因可分为风寒、湿热、脾虚、伤食4种，饮用药茶缓解不适时，可根据病因选择，效果更佳。风寒型腹泻，主要由外感风寒或过食生冷食物，致使寒邪滞留于肠胃引起，应选具有疏风散寒、化湿止泻等功效的药茶饮用。湿热型腹泻，常见于夏季与秋季，多由肠胃积热、外受暑湿而致，应选具有清热利湿、安肠止泻等功效的药茶。脾虚型腹泻，因为小儿胃肠发育还不健全，所以脾气虚弱，运化无力，应选具有健脾和胃等功效的药茶饮用。伤食型腹泻，主要是由饮食不节造成的，应选具有消食化滞、运脾止泻等功效的药茶饮用。

　　日常生活中，家长应该合理喂养，注意卫生管理，食品应新鲜、清洁，不要让小儿吃变质的食品，更不要暴饮暴食；饭前便后要勤洗手，培养良好的卫生习惯。

车前红茶

用料： 炒车前子、炒薏苡仁各9克，红茶0.5~1克，白糖适量。

制作方法：

1.将前3种用料清洗干净，放入锅中。

2.加入一碗清水，煎至半碗汁，去渣滤汁。

3.加入白糖调味，即可饮用。

服用方法： 每日1剂。

药茶功效： 健脾、利湿、止泻，适用于小儿腹泻。

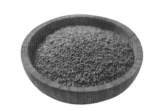

麦茶

用料： 炒大麦芽30克，绿茶8克。

制作方法：

1.大麦芽、绿茶炒焦，放入茶杯中。

2.沸水冲泡，即可饮用。

服用方法： 每日1剂。

药茶功效： 消食止泻，适用于小儿伤食腹泻。

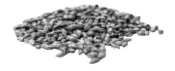

米醋茶

用料： 米醋2毫升，绿茶15克。

制作方法：

1.绿茶加水煎成浓茶。

2.加入米醋调匀，即可饮用。

服用方法： 每日1剂。

药茶功效： 健脾、收敛、解毒、利湿，适用于单纯性腹泻，表现为黄色水样便、腥臭难闻、口渴等。

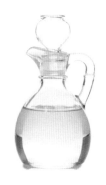

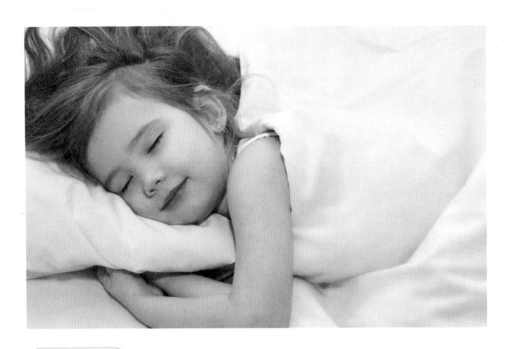

小儿遗尿

　　小儿遗尿，是指小儿已达到膀胱应能控制排尿的年龄入睡后不自主地排尿行为，又称尿床。引起遗尿的原因有很多，但是绝大多数小儿遗尿的出现与疾病无关，或是由心理因素及其他各种因素造成的，因此大多数小儿遗尿都是可以预防和治疗的。

　　日常生活中，家长可以适当地给孩子饮用一些具有健脾止遗功效的药茶；还应帮助孩子养成按时睡觉的习惯，睡前不可让孩子剧烈运动，以免使孩子过度兴奋；注重孩子的大小便训练，训练时间最好是在孩子满1.5岁以后；晚餐后应少吃甜食，少喝水；尽可能在临睡之前给孩子洗澡，使其能舒适入睡，这样可减少遗尿的发生。

止遗茶

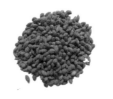

用料： 益智仁6克，补骨脂9克，桑螵蛸6克。

制作方法：

1.以上用料共研为粗末，放入保温杯中。

2.加入适量沸水，加盖闷30分钟。

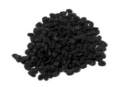

服用方法： 每日1剂。

药茶功效： 固肾缩泉，适用于小儿遗尿。

大枣茶

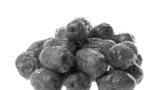

用料： 大枣20枚，绿茶3克，白糖适量。

制作方法：

1.绿茶放入茶杯中，用开水冲泡，备用。

2.大枣加水煮烂，加入白糖、绿茶汁，搅匀，即可饮用。

服用方法： 每日1剂。

药茶功效： 健脾止遗，适用于小儿遗尿。

芡实茶

用料： 芡实25克，金樱子10克。

制作方法：

1.芡实、金樱子共研为粗末，放入保温杯中。

2.加入适量沸水，加盖闷30分钟。

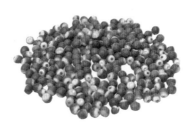

服用方法： 每日1剂。

药茶功效： 固肾缩泉、益肾固精、健脾止遗，适用于小儿遗尿，也可用于成人遗精、老人尿失禁。

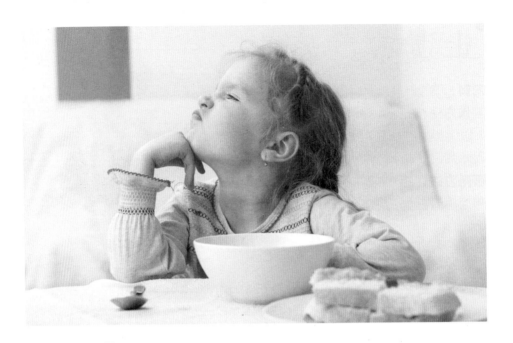

小儿积滞

小儿积滞，又称消化不良，多由饮食不节、过食生冷，以致脾胃不和，常出现腹胀、腹痛、食欲不振、恶心、呕吐等症状，积滞还会影响肠道蠕动和排便功能，从而导致儿童便秘或者腹泻。

家长可以适当地给小儿饮用一些具有理气开胃、消食化滞功效的药茶，以帮助缓解小儿不适。俗话说："若要小儿安，常受三分饥与寒"，小儿保持健康的饮食很重要，家长应注意小儿饮食宜定时定量，选择易于消化和富含营养的食物为佳。

番泻叶茶

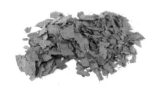

用料： 番泻叶、橘叶各2克，丁香、生大黄各0.8克，黄连0.5克。

制作方法：

1.以上用料共研为粗末，放入保温杯中。

2.加入适量沸水，加盖闷30分钟，用纱布滤渣留汁即可。

服用方法： 每日1剂，分3次饮用。

药茶功效： 清热消胀、健胃导滞，适用于小儿积滞、便秘腹胀等。

消食茶

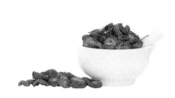

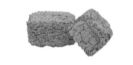

用料： 绿茶6克，山楂、神曲、麦芽各15克。

制作方法：

1.以上用料共研为粗末，放入保温杯中。

2.加入适量清水，煎汤取汁，即可饮用。

服用方法： 每日1剂。

药茶功效： 消食化滞，适用于小儿积滞。

甘露茶

用料： 橘皮250克，乌药、炒山楂、姜炙川朴、麸炒枳壳各50克，炒谷芽60克，麸炒大神曲90克，绿茶200克，生姜、盐水各适量。

制作方法：

1.橘皮用盐水浸润炒干，与其他用料（生姜除外）共研为粗末，和匀后装入纱布袋中，3～9克为1袋。

2.每次取1袋，放入茶杯中，加入生姜。

3.沸水冲泡，即可饮用。

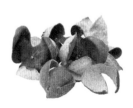

服用方法： 每日1～2剂。

药茶功效： 理气开胃、消食化滞，适用于小儿积滞、水土不服等。

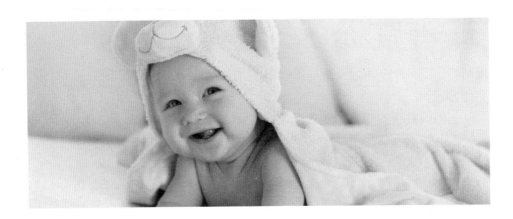

小儿口角流涎

　　小儿口角流涎，俗称"流口水"，是婴幼儿时期常见的一种现象，其典型症状表现为唾液不自觉从口内流出，护理不当可出现口角湿疹。长期的流涎可能导致患儿体液流失，对患儿的脸颊、下颌皮肤产生刺激，引起口角湿疹或者皮肤皲裂。患儿可能出现发热、烦躁不安、拒食、行为认知障碍、发育迟缓等症状。

　　该病症多由脾胃积热或脾肾虚寒失摄所致，家长可适当地给小儿饮用一些具有补虚清热、益气健脾功效的药茶，帮助治疗小儿口角流涎，避免造成更大的伤害。

姜曲茶

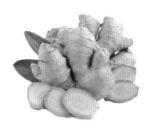

用料： 生姜2片，神曲半块，红糖15克。
制作方法：
1.生姜、神曲清洗干净，与红糖一同放入锅中。
2.加入200毫升清水，煎煮5分钟取汁，即可饮用。
服用方法： 每日1剂。
药茶功效： 健脾温中、止涎，适用于小儿流涎。

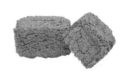

桑白皮茶

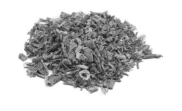

用料： 桑根白皮10~20克。

制作方法：

1.桑根白皮研为粗末，放入保温杯中。

2.加入适量沸水冲泡，加盖闷30分钟。

服用方法： 每日1剂，连用3~7天。

药茶功效： 补虚清热，适用于小儿口角流涎，涎液稠黏、小便短赤者。

白术甘草茶

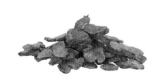

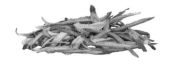

用料： 绿茶2克，白术12克，甘草3克。

制作方法：

1.绿茶放入茶杯中。

2.白术、甘草清洗干净，放入锅中。

3.锅中加入适量清水煎沸10分钟。

4.取锅中药汁，冲入放有绿茶的茶杯中，即可饮用。

服用方法： 每日1剂。

药茶功效： 益气健脾，适用于小儿流涎。

枣皮竹叶茶

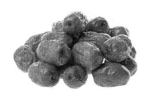

用料： 大枣5枚，陈皮5克，竹叶7克。

制作方法：

1.以上用料清洗干净，放入锅中。

2.加入适量清水，煎煮2次，2次煎液混匀，即可饮用。

服用方法： 每日1剂，连服3~5剂。

药茶功效： 健脾益气、清热止涎，适用于小儿口角流涎。

水痘

　　水痘是一种由水痘-带状疱疹病毒，引发的急性传染病。水痘病毒的传播途径包括飞沫传播、直接接触疱疹液或被疱疹液污染的物体。患者通常会经历1至2天的高热，随后出现皮疹。这些皮疹在数小时内会发展成充满液体的疱疹，而后结痂。一些患儿在发病期间可能会感到头痛、身体不适或者肌肉酸痛、食欲不振。水痘的症状还可能伴随着一些其他症状，如口渴欲饮、面赤气粗、痘色紫暗等，这些症状通常表明患者的病情比较严重，需要及时治疗。

　　水痘通常是由于风热湿毒郁于肌肤所致，在春季和冬季多发。水痘传染性很强，一旦发现孩子出水痘，应立即进行隔离，直到疱疹全部结痂为止。患儿的生活用品如碗筷、杯子、盘子等应煮沸30分钟进行消毒；被褥、玩具、文具等可在阳光下暴晒4～6小时；脸盆、毛巾、手绢等每天用开水烫1～3次。水痘引起的皮肤瘙痒可能较为强烈，家长应当采取措施防止孩子抓挠，以避免因抓破皮肤而导致感染。

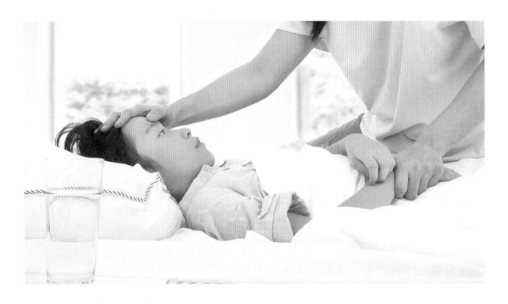

板蓝根茶

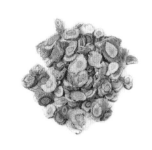

用料： 板蓝根30～50克。

制作方法：

1.以上用料清洗干净，放入锅中。

2.加入适量清水，煎汤即可。

服用方法： 每日1剂，分次饮用。

药茶功效： 清热凉血、解毒，适用于各期水痘。

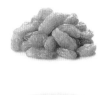

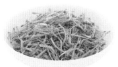

葡花茶

用料： 葡萄干、金银花各9克。

制作方法：

1.以上用料清洗干净，放入茶杯中。

2.开水冲泡，即可饮用。

服用方法： 每日1剂。

药茶功效： 清热透疹，适用于轻型水痘。

双花绿豆茶

用料： 蜡梅花、金银花各15克，绿豆30克。

制作方法：

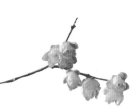

1.以上用料清洗干净，蜡梅花、金银花放入锅中。

2.锅中加入清水煎汤。

3.加入绿豆煮熟，去渣，取浓汁即可饮用。

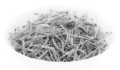

服用方法： 每日1剂。

药茶功效： 清热利湿、泻火解毒，适用于水痘中期。

小儿便秘

　　小儿便秘是临床上较为常见的一种病症，患儿常出现大便干硬和（或）排便困难的症状。该病症通常与孩子的体质和饮食习惯有关。如果孩子体内有热，或者饮食中摄入过多辛辣、油腻、高热量的食物，就容易导致肠胃积热，进而引起便秘；如果饮食缺乏膳食纤维的摄入，或者饮水量不足，就会导致肠道内粪便干燥、不易排出。此外，若孩子患有热性疾病，由疾病本身或治疗过程中的药物影响，也可能导致大便干燥难以排出。

　　家长在日常生活中，可以给孩子饮用一些具有润肠、清热功效的药茶；多食用富含膳食纤维的蔬菜、水果，如火龙果（尤其是红心火龙果）、柚子、橙子、梨、芹菜、油麦菜、西兰花、莴苣、茼蒿等，这些食物不仅可以软化大便，还能保留大便中的水分，促进肠道蠕动；便秘期间减少高蛋白、高脂肪食物的摄入，如肉类和油炸食品，这些食物可能会加重便秘。

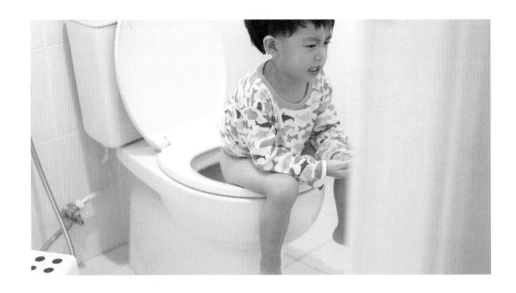

胖大海茶

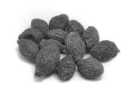

用料： 胖大海5枚。

制作方法：

1.胖大海放入茶杯中。

2.开水冲泡15分钟。

服用方法： 每日1剂。

药茶功效： 润燥通便，适用于小儿便秘。

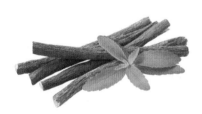

甘草茶

用料： 生甘草2~3克。

制作方法：

1.生甘草放入茶杯中。

2.冲入沸水20~30毫升，即可饮用。

服用方法： 每日1剂。

药茶功效： 清热解毒通便，适用于小儿便秘。

银菊茶

用料： 金银花、菊花各18克，甘草8克，绿茶3克。

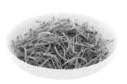

制作方法：

1.以上用料清洗干净，放入锅中。

2.加入适量清水煎2次，两次煎液混合，即可饮用。

服用方法： 每日1剂。2岁以下者饮100~200毫升，2岁以上者饮300毫升。

药茶功效： 清热解毒、通利腑气，适用于小儿便秘。

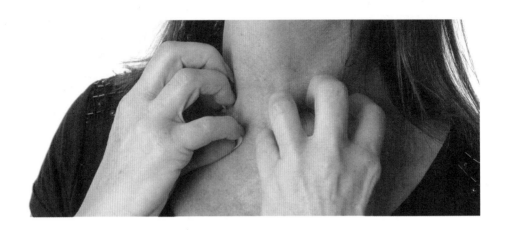

湿疹

　　湿疹由多种复杂的内外因素引起的一种表皮及真皮浅层的皮肤炎症性反应。一般认为与变态反应有一定关系。临床上具有瘙痒、红斑、丘疹、水疱、脱屑、肥厚等特点，以及渗出和融合倾向。

　　湿疹通常是由饮食内伤、外感湿热之邪等因素导致的：饮食内伤因素，如过食辛辣、油腻、生冷之物，或长期饮食不规律，可损伤脾胃，导致湿热内生，进而外发于肌肤，形成湿疹；外感湿热之邪因素，如夏季高温潮湿、居住环境潮湿等，可通过皮肤、呼吸道等途径侵入人体，与体内湿热相合，导致引发湿疹。

　　饮用药茶，能够很好地缓解湿疹带来的各种不适症状。同时，饮食上应禁酒，忌辛辣、鱼腥之物；多吃芹菜、卷心菜、冬瓜、萝卜、白菜、薏苡仁、山药、莲子、苹果、香蕉。

二花山豆茶

用料： 紫花地丁、金莲花各10克，山豆根5克。

制作方法：

1.以上用料清洗干净，放入锅中。

2.加入适量清水，煎煮取汁即可。

服用方法： 每日1剂，分2次饮用。

药茶功效： 清热消肿、凉血解毒，适用于湿疹。

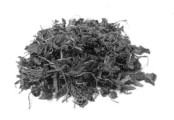

土茯苓茶

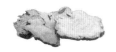

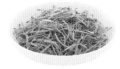

用料： 土茯苓、金银花各30克，蝉蜕6克，防风9克，甘草6克，绿茶3克。

制作方法：

1.土茯苓、金银花、蝉蜕、防风、甘草共研为粗末。

2.每次用30克粗末，与绿茶一同放入保温杯中。

3.沸水冲泡，加盖闷15分钟。

服用方法： 每日1~2次。

药茶功效： 清热利湿、祛风止痒，适用于急性湿疹。

白鲜皮茶

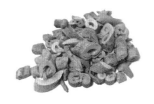

用料： 白鲜皮、土茯苓各10克，绿茶3克。

制作方法：

1.白鲜皮、土茯苓共研为粗末，与绿茶一同放入茶杯中。

2.冲入沸水，加盖闷10分钟。

服用方法： 每日1剂。

药茶功效： 清利湿毒、祛风止痒，适用于湿疹。

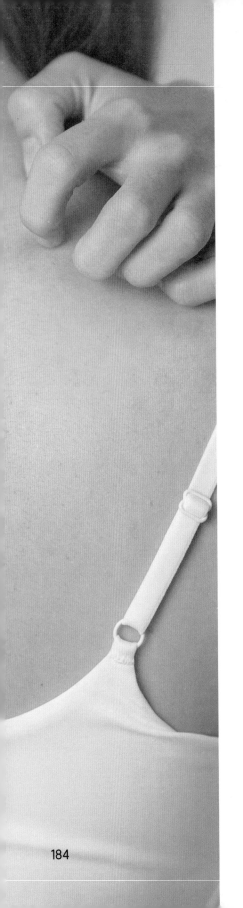

皮肤瘙痒

皮肤瘙痒，分为全身性和局限性两类。其症状通常表现为皮肤阵发性瘙痒，可能持续数分钟或数小时，患者皮肤表面多呈现抓痕、表皮剥落、疼痛皲裂、潮红、湿润、血痂等。

全身性皮肤瘙痒往往与多种因素有关，包括全身性疾病（如糖尿病、尿毒症、甲状腺功能亢进等）、皮肤干燥、环境因素（如气候干燥、季节变化），以及不良的生活习惯。这种情况常被认为是由体内湿热蕴积，无法正常疏泄于外，郁于肌肤所致。青年人由于代谢旺盛，体内湿热易于产生且不易排出，因此更易患此类病症。可选择具有清热利湿、疏风止痒等功效的药茶饮用。

局限性皮肤瘙痒通常与局部因素更为密切，如局部感染、接触性皮炎、湿疹等。此外，老年人的皮肤瘙痒也常与皮肤老化、皮脂腺分泌减少、皮肤干燥等因素有关。老年人血虚生风，肌肤失养，也是导致皮肤瘙痒的重要原因。因此，可以饮用一些以养血润燥、祛风止痒功效为主的药茶。

苦参止痒茶

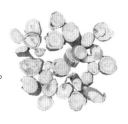

用料： 苦参15克，野菊花12克，生地黄10克。

制作方法：

1.苦参、野菊花、生地黄共研为粗末，放入保温杯中。

2.用沸水冲泡，加盖闷20分钟。

服用方法： 每日1剂。

药茶功效： 清热燥湿、凉血解毒，适用于皮肤瘙痒。

枣梨茶

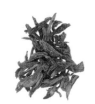

用料： 大枣10枚，雪梨膏20克。

制作方法：

1.大枣洗净，用温水泡30分钟，大枣和温水一同倒入砂锅中。

2.加入适量清水，将大枣煮烂。

3.加入雪梨膏，拌匀即可。

服用方法： 每日1剂。

药茶功效： 润肺护肤、健脾益气，适用于皮肤干燥脱屑、皮肤瘙痒。

百部茶

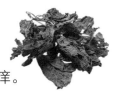

用料： 百部15克，紫苏叶6克，白酒30毫升。

制作方法：

1.百部、紫苏叶共研为粗末，放入茶杯中。

2.冲入沸水，加盖闷15分钟。

3.兑入白酒，即可饮用。

服用方法： 每日1剂。

药茶功效： 温经散寒、杀菌止痒，适用于老年性皮肤瘙痒。

冻疮

冻疮也被称为凝固性皮肤损伤或冻伤，是由于低温引起的皮肤和组织的损伤，好发于严寒季节，无论男女老幼均可发生，且以妇女、儿童发病居多。冻疮多发生在手指、手背、足跟与足趾等暴露皮肤的部位，常表现为皮肤发红、发紫、肿胀和疼痛，还会伴随着刺痛感、灼热感或者瘙痒感，严重的冻疮可能会导致皮肤表面出现疱疹和水泡。

冻疮的发生常因患者长时间暴露在寒冷、潮湿的环境中，特别是当皮肤直接接触到冰冷的物体或空气时，会加速皮肤的热量散失，导致局部血液循环减慢，血液淤积，形成冻疮，随着天气逐渐变暖，冻疮会逐渐痊愈，但容易复发。此外，体质虚弱、阳气不足的人由于身体产热能力较弱，血液循环也相对较差，更容易受到寒冷侵袭，而产生冻疮。缺乏运动、久坐少动的生活方式也会进一步降低血液循环效率，增加患冻疮的风险。选择饮用具有温经散寒、活血散瘀、通络止痛功效的药茶，可以缓解冻疮不适。

当归四逆茶

用料： 当归、桂枝、白芍各9克，细辛、炙甘草、木通各6克，大枣5枚。

制作方法：

1.将前6种用料各加10倍量共研为粗末，和匀，备用。

2.每次取20克粗末，放入保温杯中。

3.取锅，加入大枣，加入适量清水煎汤。

4.取沸腾的大枣水冲泡粗末，加盖闷30分钟，即可饮用。

服用方法： 每日1剂。

药茶功效： 温经散寒、养血通脉，适用于冻疮经久不愈、血栓闭塞性脉管炎。

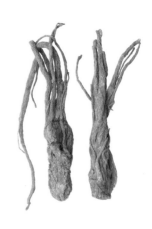

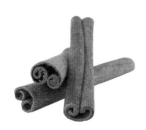

肉桂红花茶

用料： 肉桂、生地黄、细辛各30克，红花、赤芍各10克。

制作方法：

1.以上用料共研为粗末，和匀，备用。

2.每次取15克粗末，放入保温杯中。

3.沸水冲泡，加盖闷30分钟。

服用方法： 每日1剂。

药茶功效： 温经散寒、凉血活血，适用于冻疮。

外用方法： 取上方另加花椒30克，加水3000毫升，煎沸10分钟，倒入干净盆内，待温，直接浸泡并洗患处。每次20～30分钟，每日2次。

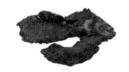

山楂桂枝茶

用料： 山楂、桂枝各15克，细辛6克，红茶3克。

制作方法：

1.以上用料共研为粗末，放入保温杯中。

2.冲入沸水，加盖闷30分钟。

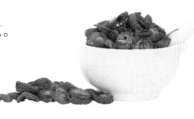

服用方法： 每日1剂。

药茶功效： 温经散寒、活血散瘀、通络止痛，适用于冻疮。

外用方法： 取上方倍量，另加干红辣椒30克，加水1600毫升煎至800毫升，取汁倒入干净盆内，浸泡并洗患处。每日1或2次，每次20～30分钟。

带状疱疹

　　带状疱疹是一种由病毒引起的急性皮肤传染病。带状疱疹根据发病部位的不同，被赋予不同的名称，如腰部的带状疱疹被称为"缠腰火丹"或"蛇家疮"，而头面部或其他部位的带状疱疹则被称为"蛇丹"或"火丹"。本病的发病率在春季和秋季较高，尤其好发于腰胁部、胸部和头面部，最典型的症状是沿着神经分布的带状区域出现红色或紫红色的疹子，这些疹子往往会发展成水疱，然后破裂、结痂。在疹子出现前，患者会感到疼痛、刺痛或灼热感，疹子发展成水疱后，会感到瘙痒或疼痛。带状疱疹患者常常感到疲倦、乏力，有时还伴有头痛、发热等不适症状。

　　带状疱疹的病因常与肝胆风热、湿热内蕴有关。患者在日常生活中应注意情志调节、饮食有节、起居有常，以增强体质，预防疾病的发生。对于带状疱疹患者而言，保持良好的心态、避免过度劳累、适当锻炼身体、保持皮肤清洁等，都是预防复发的重要措施。

　　饮用具有清热解毒、凉血祛风等功效的药茶，能够很好地缓解带状疱疹带来的不适。

蒲龙茶

用料： 龙胆草、蒲公英、连翘各9克，金银花15克，绿茶3克。

制作方法：

1.以上用料清洗干净，放入保温杯中。

2.沸水冲泡，加盖闷10分钟。

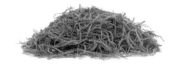

服用方法： 每日1剂。

药茶功效： 清热解毒，适用于带状疱疹。

马齿苋茶

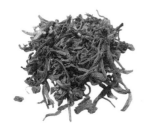

用料： 马齿苋30克，大青叶15克，当归10克，绿茶5克。

制作方法：

1.以上用料共研为粗末，放入保温杯中。

2.加入适量沸水，加盖闷15分钟。

服用方法： 每日1剂。

药茶功效： 清热解毒、活血通络，适用于带状疱疹。

大青叶茶

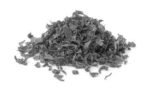

用料： 大青叶、板蓝根各15克，紫草6克，冬桑叶9克，绿茶3克。

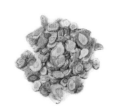

制作方法：

1.以上用料共研为粗末，放入茶杯中。

2.加入适量沸水，加盖闷15分钟。

服用方法： 每日1剂。

药茶功效： 清热解毒、凉血祛风，适用于带状疱疹。

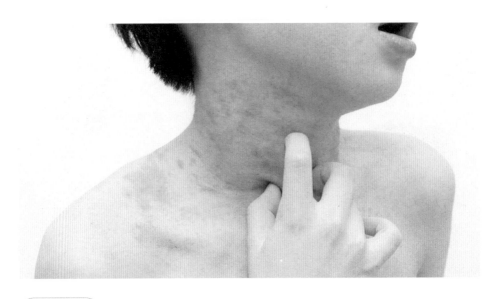

荨麻疹

荨麻疹又称风疹块，古称"瘾疹"，为临床常见、多发的皮肤病，本病可以发生在身体的任何部位，男女老幼均可发病。该病症最典型症状是皮肤瘙痒，常常呈现短暂的发作和消退，且消退后不留痕迹。

荨麻疹主要与外感风、湿、热之邪、饮食不节有关。饮食不节，过食辛辣、油腻、海鲜等食物，导致湿热内蕴；风邪、湿邪、热邪等外邪侵袭人体，导致气血运行不畅，这些都会引发荨麻疹。

荨麻疹患者平时应多吃新鲜蔬菜、水果及易消化的食物，新鲜蔬菜水果中含有丰富的维生素，尤其是维生素C，能降低血管通透性，减少渗出及局部水肿，对减轻荨麻疹症状有好处。少吃含高蛋白和刺激性食物，禁烟忌酒，否则会影响胃肠道消化功能，从而增加过敏的发生机会。应选用具有清热凉血、祛风止痒等功效的药茶，辅助治疗荨麻疹。

散疹茶

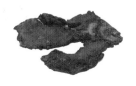

用料： 生地黄90克，苍术30克，绿茶10克。

制作方法：

1.生地黄、苍术洗净放入锅中。

2.加入适量清水煎汤。

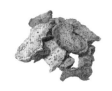

3.绿茶置于茶壶中，取药汁冲泡，即可饮用。

服用方法： 每日1剂。饮至全身出汗为止。

药茶功效： 清热凉血、祛风止痒，适用于风疹块、荨麻疹。

银翘荆蝉茶

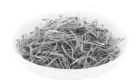

用料： 金银花、连翘各15克，荆芥、蝉蜕各9克。

制作方法：

1.以上用料共研为粗末，放入保温杯中。

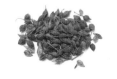

2.沸水冲泡，加盖闷10分钟。

服用方法： 每日1剂。

药茶功效： 清热、祛风、止痒，适用于荨麻疹。

蝉蜕茶

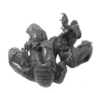

用料： 蝉蜕15克，紫草9克。

制作方法：

1.以上用料放入保温杯中。

2.沸水冲泡，加盖闷5～10分钟。

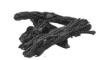

服用方法： 每日1剂。

药茶功效： 清热凉血、祛风止痒，适用于荨麻疹。

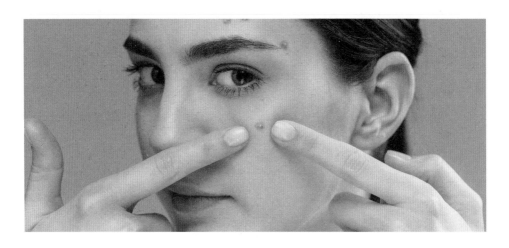

脂溢性皮炎

　　脂溢性皮炎是一种常见的慢性皮肤病，常因皮脂腺分泌功能亢进所致，或由缺乏维生素B族、遗传因素、精神因素或不良生活习惯等所引起。该病症好发于头面、胸背等皮脂腺分布较多的部位，通常表现为头皮、脸部、耳朵和上胸等部位的皮肤出现红、痒、油腻的症状。最常见的症状之一是头皮上出现油腻的脱屑，有时脱屑会很明显，类似于头皮屑，患者常常感到头皮瘙痒或刺痛，这可能是由于皮肤发炎和过度油脂分泌所致。受影响部位的皮肤通常会分泌过多的皮脂，使得皮肤看起来油腻，有时甚至可以触摸到油脂。

　　日常生活中，建议患者每晚用温水、硫磺香皂或硼酸皂洗脸，清除面部油脂，保持皮肤清洁。注意避免过度清洁或使用刺激性强的清洁产品，以免损伤皮肤屏障。同时，注意勤换贴身衣物和床上用品，保持皮肤干爽清洁，避免细菌滋生和感染；尽量避免搔抓患处，以免加重炎症和感染。

　　患者饮用具有清热祛湿、祛风止痒功效的药茶，可辅助治疗脂溢性皮炎。

龙胆大黄茶

用料： 龙胆草、大黄、土茯苓、苦参、地肤子、蝉蜕各5克，绿茶3克。

制作方法：

1.以上用料共研为粗末，放入保温杯中。

2.沸水冲泡，加盖闷30分钟。

服用方法： 每日1剂。

药茶功效： 清热利湿、祛风止痒，适用于脂溢性皮炎。

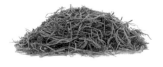

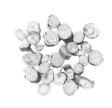

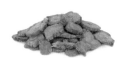

苦参黄白茶

用料： 苦参、大黄、黄连、白鲜皮、冬桑叶各5克。

制作方法：

1.以上用料共研为粗末，放入保温杯中。

2.沸水冲泡，加盖闷30分钟。

服用方法： 每日1剂。

药茶功效： 清热燥湿、祛风止痒，适用于脂溢性皮炎。

山楂荷叶茶

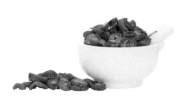

用料： 山楂90克，荷叶1张，生甘草10克。

制作方法：

1.以上用料清洗干净，放入保温杯中。

2.加入适量清水，煎沸15分钟，取汁，即可饮用。

服用方法： 每日1剂，复煎2次，续饮。连服20～30日。

药茶功效： 消食化积、清热祛湿，适用于脂溢性皮炎。

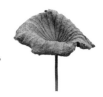

脱发

脱发是一种常见的皮肤病，常见的症状包括头发稀疏、头发脱落、发际线后移、头皮屑增多、头皮瘙痒等。在临床上主要分为斑秃、早秃以及脂溢性脱发三种，斑秃也被中医学称为"油风脱发"，而早秃以及脂溢性脱发则被称作是"发蛀脱发"。

"油风脱发"主要是由于患者血虚不能够营养肌肤，从而导致皮肤腠理疏松，此时风邪就很容易乘虚而入，发失所养，最终导致头发枯萎脱落，这种情况与患者的情绪抑郁、劳伤心脾等因素也有一定的关系。

"发蛀脱发"则主要是由于患者的肾精不足所导致的，同时也与患者思虑过度、劳伤心脾，以及阴虚热蕴、蕴湿积热、湿热上蒸等因素有关，这些因素都可导致患者的发根不固，从而引起脱发。

患者在日常生活中应该保持充足的睡眠，良好的睡眠有助于身体的恢复和头发的生长，建议每天保持7~8小时的睡眠时间，并尽量在晚上11点前入睡；注意避免熬夜，长期熬夜会导致内分泌紊乱，进而影响头发的生长；可适当饮用具有养血生发、活血祛风功效的药茶，辅助治疗脱发问题。

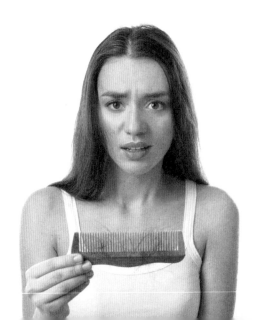

首乌丹参茶

用料： 制何首乌30克，丹参15克，绿茶3克。

制作方法：

1.以上用料共研磨为粗末，放入保温杯中。

2.沸水冲泡，加盖，闷泡30分钟，即可饮用。

服用方法： 每日1剂。

药茶功效： 养血生发，适用于脱发。

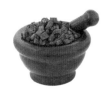

生发茶

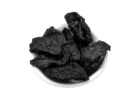

用料： 制何首乌、生侧柏叶、黑芝麻各15克，绿茶3克。

制作方法：

1.黑芝麻捣碎；制何首乌、生侧柏叶共研为粗末；前3种用料与绿茶一同放入保温杯中。

2.沸水冲泡，加盖闷30分钟。

服用方法： 每日1剂。

药茶功效： 凉血养血、生发乌发，适用于脱发、白发。

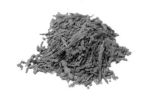

天麻茶

用料： 天麻6克，制何首乌、熟地黄各20克，川芎3克。

制作方法：

1.以上用料共研为粗末，放入保温杯中。

2.沸水冲泡，加盖闷30分钟。

服用方法： 每日1剂。

药茶功效： 养血生发、活血祛风，适用于脱发。

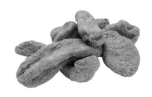

[骨科及伤外科疾病]

落枕

　　落枕是由颈部肌肉长时间过度伸展或紧张状态所引起的疾病，又称颈肌劳损，可发生在任何年龄段的人群中，但以青壮年多见。其症状主要表现为颈部疼痛、强直、酸胀、转侧失灵，强转侧则痛，轻者可自行痊愈，重者可延至数周。落枕多因体质虚弱、劳累过度、睡眠时头颈位置不当、枕头高度不适宜、受风寒湿邪侵袭、或搬重物时扭伤等因素所致。

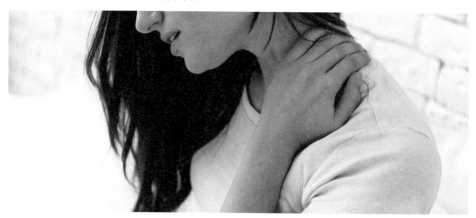

　　"温则通，通则不痛"当发生落枕时，患者可饮用具有温经止痛、活血祛风等功效的药茶缓解疼痛；还可将热毛巾敷在疼痛部位或将醋加热到一定程度，用纱布浸湿对疼痛部位进行热敷，可起到疏风散寒、活血化瘀、通络止痛的作用。

　　预防落枕要做好以下几个方面：要选用高度为10~15厘米的枕头，柔软度以易变形为度；要做好防寒保暖工作，盖被子要盖好颈部，天气炎热时，不要让电风扇或空调长时间对着颈部吹，不可睡在有"穿堂风"的地方；平时应多食用骨头汤、牛奶和豆制品，以及新鲜蔬菜。

葛根赤芍茶

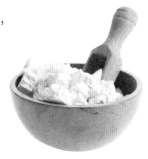

用料： 葛根、赤芍各12克，桂枝10克，麻黄5克，甘草2克。

制作方法：

1.以上用料共研为粗末，放入保温杯中。

2.沸水冲泡，加盖闷10分钟。

服用方法： 每日1剂。温服后，盖被取微汗。

药茶功效： 辛温解表、温经止痛，适用于落枕。

落枕灵茶

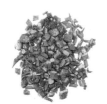

用料： 柴胡、枳实、白芍、制香附、广郁金、延胡索、红花各10克，制乳香6克，甘草5克。

制作方法：

1.以上用料共研为粗末，放入保温杯中。

2.沸水冲泡，加盖闷30分钟。

服用方法： 每日1剂。

药茶功效： 疏肝理气、解郁、活血化瘀、止痛，适用于落枕。

丹参白芍茶

用料： 丹参、当归、葛根各10克，白芍30克，甘草6克。

制作方法：

1.以上用料共研为粗末，放入保温杯中。

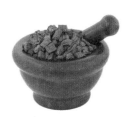

2.沸水冲泡，加盖闷30分钟。

服用方法： 每日1剂。

药茶功效： 活血祛风、解痉止痛，适用于落枕。

痔疮

痔疮分为内痔、外痔和混合痔三种类型，其中内痔位于齿状线以上，外痔位于齿状线以下，混合痔则是内痔和外痔同时存在。痔疮的质地可软可硬，与病情轻重及病程长短有关，发作时最常见的症状表现为肛门部位出现瘙痒、疼痛、肿胀、发热等，严重时，可伴有便血或流脓的症状。

痔疮的发生通常与不良饮食习惯、缺乏运动、长期便秘和腹泻等因素有关。长期食用辛辣、油腻、刺激性食物，以及饮酒等，可能导致湿热内生，下注大肠，影响肛门部位的气血运行；缺乏运动，可能导致肛门部位血液循环不畅，静脉回流受阻，从而引发痔疮；长期便秘或腹泻，也可能导致肛门部位受到过度刺激和损伤，从而诱发痔疮。

痔疮的预防可以通过多方面的综合措施来实现。首先患者应该保持规律生活，每天保证正常排便，避免久蹲或久坐马桶。其次，适当增加膳食纤维摄入，选择新鲜蔬菜如芹菜、韭菜、白菜等，促进肠道蠕动，增加排便次数。忌辛辣食物，戒烟戒酒，补充多种维生素、橄榄油等。再次，需特别注意保持卫生，肛门及四周容易受到粪便中细菌的污染，每日温水清洗或坐浴，勤换内裤有助于预防痔疮的发生。最后，经常参与体育锻炼，如广播体操、太极拳等。体育锻炼有益于促进血液循环和胃肠蠕动，从而预防痔疮的发生。

用药茶能够帮助治疗痔疮，同时，通过按摩长强穴或肛门周围可以疏通经络促进肛门血液循环，改善痔疮症状。

槐叶茶

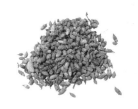

用料： 槐花、槐叶各30克。

制作方法：

1.以上用料共研为粗末，放入保温杯中。

2.沸水冲泡，加盖闷15分钟。

服用方法： 每日1剂。

药茶功效： 凉血止血、清热消肿，适用于痔疮、肠风下血。

茯苓菊花茶

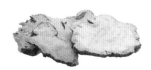

用料： 野菊花、土茯苓各30克，紫草15克。

制作方法：

1.以上用料共研为粗末，放入保温杯中。

2.沸水冲泡，加盖闷20分钟。

服用方法： 每日1剂。

药茶功效： 清热利湿、凉血解毒，适用于痔疮、丹毒。

槐银茶

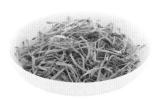

用料： 槐花、仙鹤草、金银花藤各30克。

制作方法：

1.以上用料共捣碎，放入茶壶中。

2.沸水冲泡，加盖闷15~20分钟。

服用方法： 每日1剂。

药茶功效： 清热解毒、凉血止血，适用于痔疮出血。

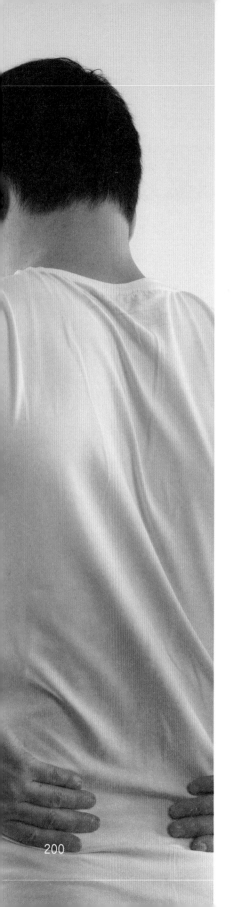

腰痛

腰痛通常表现为腰部一侧或两侧疼痛，转侧、屈伸活动受限，动则疼痛加剧，还时常伴随着僵硬、麻木和刺痛、腰肌紧张等症。其病因可以分为外因和内因：外因多由风、寒、湿、热等外邪侵袭、负重闪跌扭伤等，导致腰部经络受损，气滞血瘀，从而产生疼痛；内因则多与年老体衰、久病伤肾或房劳过度等因素有关，这些因素使得腰部经络得不到足够的滋养，容易出现腰膝酸软、疼痛无力等症状；此外，长期从事需要过度弯腰、负重或屈伸腰部的工作，如搬运工、司机等，容易使腰部肌肉、韧带等软组织长期处于紧张状态，得不到充分的休息和恢复，从而导致劳损性腰痛。

饮用具有活血通络、强筋壮骨、强腰补肾等功效的药茶，能够很好地帮助缓解腰痛症状。同时，建议腰痛患者多摄取强筋壮骨的食物，如淮山、豆类、白木耳、菜心、海参、枸杞等，增强腰椎的承受力，同时可配合锻炼以达到减缓腰痛的目的；注意控制体重，过于肥胖的体重，必然会给腰椎带来额外的负担，应节制饮食，加强锻炼。

伸筋草茶

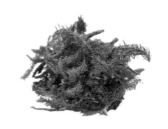

用料： 伸筋草20克，威灵仙、鸡血藤各15克。

制作方法：

1.以上用料共研为粗末，放入保温杯中。

2.沸水冲泡，加盖闷30分钟。

服用方法： 每日1剂。

药茶功效： 散寒祛湿、活血通络，适用于寒湿腰痛。

松叶蚕沙茶

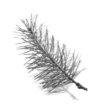

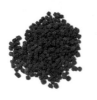

用料： 松叶、蚕沙各30克，白酒50毫升。

制作方法：

1.松叶、蚕沙清洗干净，放入砂锅中。

2.加入适量清水，煎沸30分钟，取汁。

3.兑入白酒，即可饮用。

服用方法： 每日1剂。

药茶功效： 祛风除湿、活血通络，适用于腰痛。

当归杜仲茶

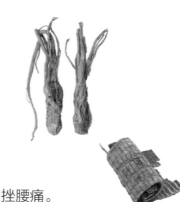

用料： 当归、杜仲各15克。

制作方法：

1.当归、杜仲共研为粗末，放入保温杯中。

2.沸水冲泡，加盖闷30分钟。

服用方法： 每日1剂。

药茶功效： 活血止痛、补肾强腰，适用于闪挫腰痛。

[五官疾病]

睑腺炎

睑腺炎，俗称"麦粒肿"，是一种发生在眼睑边缘或眼睑内的急性化脓性炎症，最明显的症状是眼睑上出现的形似麦粒的肿块，周围出现红肿、疼痛、发热等症状。轻者数日内可自行消散，重者经过3~5日后于眼睑缘的毛根或睑内出现黄白色的脓点，自破而愈。睑腺炎多因葡萄球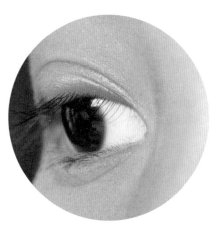菌感染而引起，特别是金黄色葡萄球菌，这是引起睑腺炎的主要原因之一；也可由风热毒邪外侵眼睑所致。此外，过食辛辣炙热之物，如辣椒、煎炸食品等，会导致热毒蕴结于脾胃，使得气血运行不畅，进而影响到眼部，导致气血凝滞于眼睑皮肤经络之间而发病。

睑腺炎患者要养成正确的洗脸习惯，保持眼部清洁，清洗眼睑部位时，动作要尽量轻柔，避免按压患处，以防加重感染或疼痛；在治疗期间，避免画眼妆、佩戴隐形眼镜等，以减少对眼部的刺激，防止感染扩散。睑腺炎患者饮食应以清淡易消化的食物为主，避免油腻、辛辣、煎炸等刺激性食物，如辣椒、大蒜等，以减轻对眼部组织的刺激和炎症反应；合理增加蛋白质摄入，如鸡肉、鱼类等，有助于修复受损的眼部组织，加速愈合。定期热敷可以帮助消除积聚的脓液，缓解肿胀和疼痛，使用热毛巾、热水袋等保温设备，在患处轻轻按摩，每天进行数次，每次10~15分钟。饮用具有清热解毒、消炎止痛等功效的药茶，在一定程度上也可以帮助辅助治疗睑腺炎。

双花茶

用料： 野菊花30克，金银花10克。

制作方法：

1.野菊花、金银花放入茶壶中。

2.加入沸水，温饮。

服用方法： 每日1剂

药茶功效： 疏风清热、解毒明目，适用于麦粒肿。

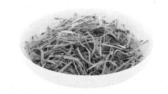

蒲菊茶

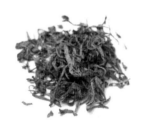

用料： 蒲公英30克，野菊花15克。

制作方法：

1.蒲公英、野菊花放入保温杯中。

2.沸水冲泡，加盖闷15分钟。

服用方法： 每日1剂。

药茶功效： 清热解毒，适用于睑腺炎。

荸荠瓜藤茶

用料： 荸荠、鲜丝瓜藤各30克，绿茶6克。

制作方法：

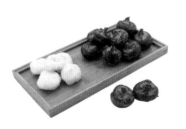

1.荸荠、鲜丝瓜藤清洗干净，放入锅中。

2.加入清水，煎沸20～30分钟，取煎汁。

3.绿茶放入茶杯中，用取得的煎汁冲泡，待凉，即可饮用。

服用方法： 每日2剂。

药茶功效： 清热祛湿、消炎止痛，适用于睑腺炎。

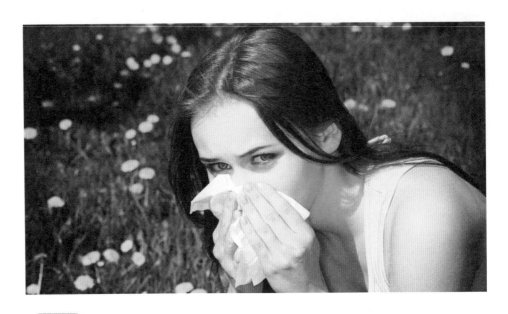

鼻炎

鼻炎是鼻腔黏膜和黏膜下组织出现的炎症，表现为充血或者水肿，患者常感到鼻内阻塞、干燥或分泌物增多，嗅觉出现障碍等问题，急性患者则伴有发热、头痛、头晕、打喷嚏及疲乏等症。鼻炎多由外感风寒、风热、湿邪等致病因素侵袭鼻部，或由于脾胃虚弱、气血不足、肺气失宣等内因所致。

鼻炎患者出门时应关注气候变化，遇冷及时增添御寒的衣物，尤其是迎风时需戴口罩，这样除了对保持鼻腔的湿度有较好的效果外，还可同时预防感冒等疾病。另外，香水、化妆品等都会刺激鼻腔黏膜，应尽量避免接触。保持室内空气流通，避免风吹与日晒。多做体育锻炼，增强身体免疫功能，预防鼻炎发作。

饮用具有清热解毒、祛风活血功效的药茶能够很好地辅助治疗鼻炎；同时，也可以选择辛夷、苍耳子、白芷等具有通鼻窍作用的中药材，通过熏鼻的方式直接作用于鼻腔黏膜，以达到缓解鼻炎不适的目的。

黄柏龙井茶

用料： 黄柏9克，龙井茶15克。

制作方法：

1.黄柏研为粗末，与龙井茶一同放入保温杯中。

2.沸水冲泡，加盖闷15分钟。

服用方法： 每日1剂。

药茶功效： 清热燥湿、解毒通窍，适用于慢性鼻炎、鼻窦炎。

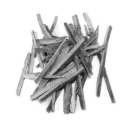

鹅不食草茶

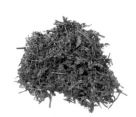

用料： 丝瓜根、鹅不食草各30克，绿茶6克。

制作方法：

1.丝瓜根、鹅不食草捣碎，与绿茶一同放入茶壶中。

2.沸水冲泡，加盖闷30分钟；或煎汤取汁，即可饮用。

服用方法： 每日1剂。

药茶功效： 行气祛风、通窍活血，适用于慢性鼻炎。

菊花苍耳茶

用料： 野菊花、苍耳子各10克，绿茶3克。

制作方法：

1.野菊花、苍耳子与绿茶一同放入茶壶中。

2.沸水冲泡，加盖闷15分钟。

服用方法： 每日1剂。

药茶功效： 清热解毒、祛风通窍，适用于鼻炎。

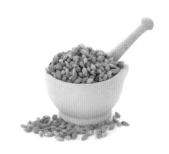

鼻窦炎

鼻窦炎又称"鼻渊"，是一种常见的鼻腔疾病。患者常常流鼻涕，鼻涕可能黄稠而臭也可能清稀不臭，还容易患感冒，并出现头痛、鼻塞等症。

鼻窦炎有急、慢性之分，急性鼻窦炎多由上呼吸道感染引起，其中细菌和病毒感染可以同时并发；慢性鼻窦炎则多为急性鼻窦炎未能彻底治愈或反复发作而形成，也可能由鼻腔内的阻塞性疾病，如鼻息肉、鼻中隔偏曲等，影响鼻窦引流而导致。

日常生活中患者应当注意增强体质，提高免疫力，预防感冒；注意保持室内空气流通，避免进入拥挤或空气不流通的区域；注意鼻腔卫生，保持鼻腔通畅，避免接触过敏原和刺激性物质，以减少症状发作；每天早晨用冷水洗脸以增强鼻腔黏膜的抗病能力，晚上热水泡脚，促进血液循环；适当饮用具有清热解表、祛风通窍功效的药茶，也能很好地帮助缓解鼻窦炎引起的不适。

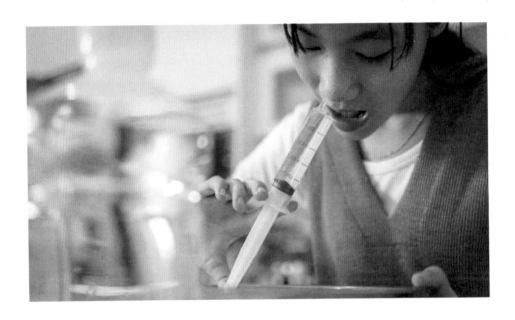

薄荷绿茶

用料： 绿茶、薄荷各5克，菊花、桑叶、辛夷、白芷各10克。

制作方法：

1.薄荷、菊花、桑叶、辛夷、白芷共研为粗末，与绿茶一同放入保温杯中。

2.沸水冲泡，加盖闷10分钟。

服用方法： 每日1剂。

药茶功效： 清热解表、祛风通窍，适用于急、慢性鼻窦炎。

石膏苍耳茶

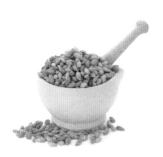

用料： 生石膏30克，苍耳子、茯苓各10克，川芎6克，绿茶3克。

制作方法：

1.苍耳子、茯苓、川芎、绿茶共研为粗末备用。

2.生石膏先加水煎沸30分钟。

3.再放入粗末，煎沸15分钟，取汁，即可饮用。

服用方法： 每日1剂。

药茶功效： 清热利湿、祛风通窍，适用于鼻窦炎。

羌防茶

用料： 羌活、防风、清半夏各6克，黄芩4.5克，甘草、绿茶各3克。

制作方法：

1.以上前5种用料共研为粗末，与绿茶一同放入保温杯中。

2.沸水冲泡，加盖闷30分钟。

服用方法： 每日1剂。

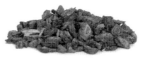

药茶功效： 清热化痰、祛风通窍，适用于鼻窦炎。

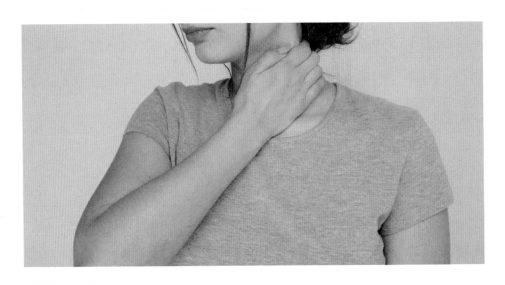

扁桃体炎

　　扁桃体位于消化道和呼吸道的交汇处，是免疫系统的一部分，对抵御外界病原体起着重要的作用。扁桃体炎通常由细菌或病毒引起，多见于儿童。发作时，患者常感到扁桃体一侧或两侧红肿疼痛，吞咽困难，伴有发热恶寒、头痛、咳嗽、脉浮等症，这些多为急性扁桃体炎；慢性扁桃体炎则表现为扁桃体微红、微肿、微痛或仅感咽喉不适，一般无表征或全身症状。扁桃体炎的病因主要与外感邪气侵袭、内伤情志等因素有关，饮食不当、劳累过度等也可能引发此病。

　　日常生活中，患者应当保持良好的生活习惯，注意个人卫生，勤洗手，避免接触感染者的分泌物。在流感等传染病高发季节里，避免前往人群密集的场所，或佩戴口罩以减少感染风险。同时，保持营养均衡，多摄入富含维生素和无机盐的食物。适当饮用具有清热解毒、消肿止痛功效的药茶，能够辅助治疗扁桃体炎。

桑菊茶

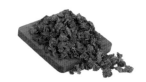

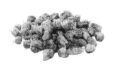

用料： 桑叶、菊花各15克，绿茶3克。

制作方法：

1.以上用料放入茶杯中。

2.沸水冲泡，即可饮用。

服用方法： 每日1剂。

药茶功效： 疏风清热、解毒利咽，适用于扁桃体炎。

一枝黄花茶

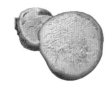

用料： 一枝黄花15克，绿茶3克。

制作方法：

1.一枝黄花研为粗末，与绿茶一同放入茶杯。

2.沸水300毫升冲泡，加盖闷30分钟；或煎汤取汁即可饮用。

服用方法： 每日1剂。

药茶功效： 疏风清热、消肿利咽，适用于扁桃体炎。

千里光茶

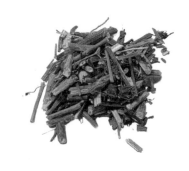

用料： 千里光30克，龙井茶15克。

制作方法：

1.以上用料共研为粗末，放入保温杯中。

2.沸水冲泡，加盖闷30分钟。

服用方法： 每日1剂。

药茶功效： 清热解毒、消肿止痛，适用于急性扁桃体炎。

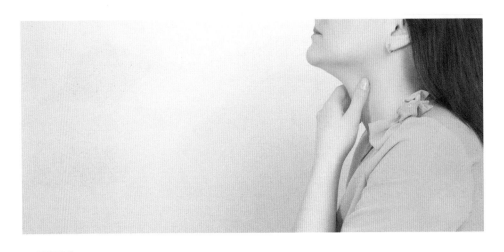

咽炎

咽炎为咽部的非特异性炎症，是各种微生物感染咽部而产生炎症的统称。咽炎多由嗜食辛热、过度饮酒引起，这些食物和饮品性质温热，过量摄入容易导致体内热气积聚，易生痰，上扰咽喉，从而引发急性咽炎，通常起病较急，症状表现为咽喉红肿疼痛，吞咽困难；若急性咽炎没有被及时控制，会逐渐转化为慢性咽炎，慢性咽炎病程较长，症状相对较轻但持续存在，给患者带来长期的不适感，伴有口干咽燥、有异物感、五心烦热等症状。

防治咽炎，患者应当注意保持口腔卫生，定期刷牙漱口；注意做好职业防护，避免长时间暴露在粉尘环境中；戒烟限酒，减少烟酒对咽部的刺激；注意饮食调理，保持营养均衡；加强体育锻炼，增强免疫力；学会用"气"说话，说话时肚子紧、喉咙松，用腹腔的共鸣加大音量，避免用嗓子大喊，可以很好地保护咽喉。

饮用药茶能够很好地帮助缓解急、慢性咽炎带来的不适。

利咽茶

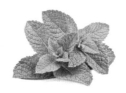

用料： 薄荷、绿茶各5克，冰片0.2克。

制作方法：

1.以上用料洗净，放入茶杯中。

2.冲入沸水，加盖，闷泡5分钟。

服用方法： 每日1剂。

药茶功效： 清热生津、消食下气，适用于急、慢性咽炎。

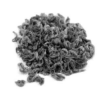

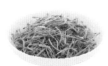

银海茶

用料： 金银花、麦冬各10克，胖大海2枚，白糖20克。

制作方法：

1.金银花、麦冬、胖大海放入保温杯中。

2.沸水冲泡，加入白糖，加盖闷15分钟。

服用方法： 每日1剂。

药茶功效： 清热养阴、利咽，适用于慢性咽炎。

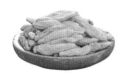

玄麦青果茶

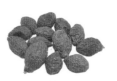

用料： 胖大海3枚，青果、麦冬、玄参各6克。

制作方法：

1.以上用料共研为粗末，放入保温杯中。

2.沸水冲泡，加盖闷15分钟。

服用方法： 每日1剂。

药茶功效： 滋阴降火、润燥生津、清热利咽，适用于以咽痛、咽干为主的慢性咽炎。

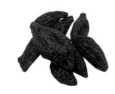

牙痛

牙痛是一种很普遍的口腔疾病，尤其是在现代社会，由于人们饮食习惯的改变、生活节奏的加快等原因，牙痛的发病率也不断提高，不论是儿童还是成年人，都有可能受到牙痛的侵害。

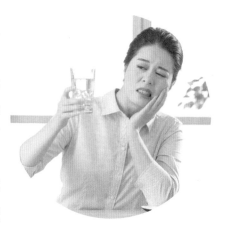

根据临床表现及伴随症状的不同，牙痛被细分为多种类型，其中较为常见的有风火牙痛、胃火牙痛、肝火牙痛和龋齿痛。因此，根据不同的牙痛类型，选择相应功效的药茶，能够很好地缓解牙痛。

风火牙痛通常由外感风热之邪或体内火热之邪上升所致，其症状表现为牙齿剧烈疼痛，伴有牙龈红肿、出血，甚至可能出现发热、咽喉肿痛等症状。应选择具有清热解毒、疏散风热功效的药茶缓解牙痛。

胃火牙痛多因过食辛辣、油腻等刺激性食物，导致胃火炽盛，上攻牙齿所致，表现为牙齿剧烈疼痛，牙龈红肿，可能引起口腔溃疡、口臭、便秘等症状。饮用药茶时，功效以清胃泻火为主，同时注意饮食清淡，避免刺激性食物的摄入。

肝火牙痛与情志不舒、肝气郁结、郁而化火有关，其症状包括牙齿疼痛，常伴有口苦咽干、头晕目眩、烦躁易怒等肝火旺盛的表现。应选择具有清肝泻火功效的药茶缓解牙痛。

龋齿痛是由于牙齿受到细菌侵蚀，形成虫洞所致，患者的牙齿对冷、热、酸、甜等刺激性食物产生敏感性疼痛，甚至可能出现自发性疼痛，夜间疼痛加剧，需要及时就医治疗。

栀子薄荷茶

用料： 生栀子10克，薄荷5克，绿茶3克。

制作方法：

1.以上用料共研为粗末，放入保温杯中。

2.沸水冲泡，加盖闷15分钟。

服用方法： 每日1剂。

药茶功效： 清热泻火、祛风止痛，适用于风火牙痛。

二黄茶

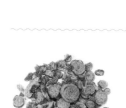

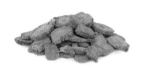

用料： 黄芩、大黄各10克，细辛2克，绿茶3克。

制作方法：

1.以上用料共研为粗末，放入保温杯中。

2.沸水冲泡，加盖闷30分钟。

服用方法： 每日1剂，复泡1或2次，续饮。

药茶功效： 清热泻火、消肿止痛，适用于胃火牙痛。

龙柏茶

用料： 龙胆草、黄柏各9克，甘草6克，细辛、绿茶各3克。

制作方法：

1.以上用料共研为粗末，放入保温杯中。

2.沸水冲泡，加盖闷30分钟。

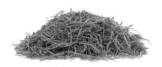

服用方法： 每日1剂。

药茶功效： 清泻肝火、燥湿止痛，适用于肝火牙痛。

口臭

口臭是一种口腔内散发出难闻气味的症状，常伴随口渴。造成口臭的原因有很多，饮食因素是其中之一。由于长期食用油腻重口味的食物，或者无节制地暴饮暴食，导致食物在胃内积聚，损伤脾胃功能，使脾胃的运化功能失常，食物在胃内无法消化过度腐熟，产生浊气，这些浊气上逆至口腔，从而引发口臭。

日常生活中，患者应该养成良好的口腔卫生习惯，掌握正确的刷牙方法，及时清除滞留于牙面、牙缝及颊唇沟等处的食物残渣，控制口腔细菌的生长繁殖。此外，舌头表面也容易附着细菌和食物残渣，导致口臭，刷牙的同时可轻轻清洁舌头表面。饭后，患者可以使用漱口水清洁口腔，杀灭口腔细菌，减少口臭；也可饮用药茶，茶叶有很好的消炎杀菌效果，经常喝药茶也可以防治口臭。同时，咀嚼茶叶或用药茶漱口也可以有效缓解口臭。

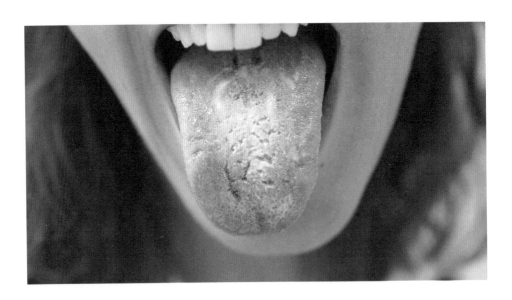

藿香茶

用料： 藿香30克。

制作方法：

1.藿香放入保温杯中。

2.沸水冲泡，加盖闷15分钟。

服用方法： 每日1剂。一半药茶温饮，另一半药茶，频频漱口。

药茶功效： 化湿和中、辟秽除臭，适用于口臭。

莲子心茶

用料： 莲子心3~5克。

制作方法：

1.莲子心放入茶杯中。

2.沸水冲泡，即可饮用。

服用方法： 每日1剂。

药茶功效： 清心泻火，适用于口臭。

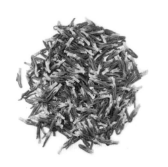

荷叶茶

用料： 荷叶5克。

制作方法：

1.荷叶洗净，放入茶杯中。

2.沸水冲泡，待凉，即可饮用。

服用方法： 每日1剂。

药茶功效： 清暑利湿、开胃消食，适用于口臭。

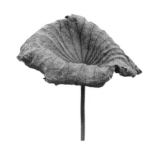

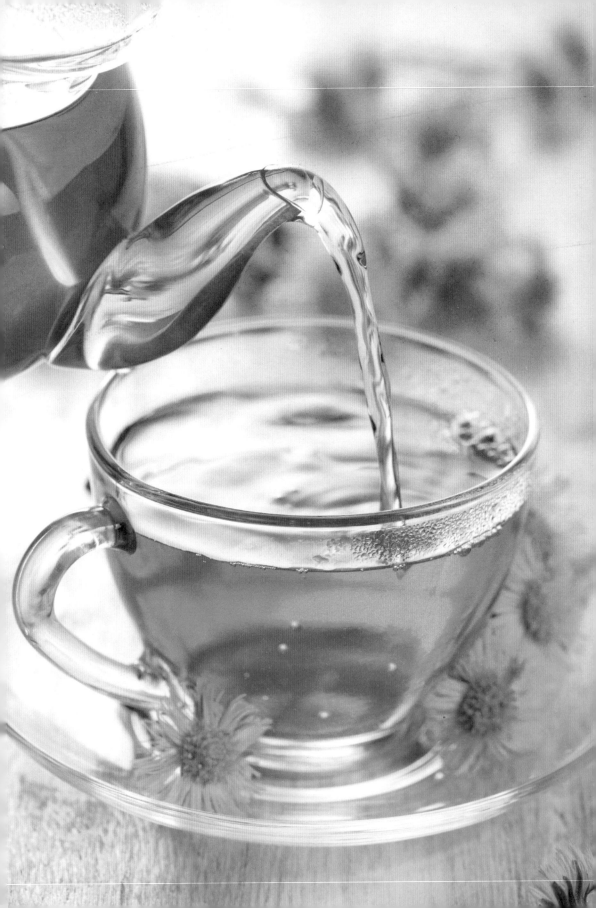